此书献给你的身体
Dedicated to you body

U0336554

妇产科医生

写给女人一生的健康书

仇思源 ~著

天津出版传媒集团

天津科学技术出版社

版权登记号：图字02-2015-98号

中文简体版通过成都天鸢文化传播有限公司代理，经凯特文化创意股份有限公司授予北京精典博维文化传媒有限公司独家发行，非经书面同意，不得以任何形式，任意重制转载。本著作限于中国大陆发行。

图书在版编目（CIP）数据

妇产科医生写给女人一生的健康书 / 仇思源著 .
—天津：天津科学技术出版社，2015.8
ISBN 978-7-5576-0193-5

Ⅰ . ①妇… Ⅱ . ①仇… Ⅲ . ①女性－保健－基本知识
Ⅳ . ① R173

中国版本图书馆 CIP 数据核字（2015）第 199592 号

责任编辑：张建锋

天津出版传媒集团

天津科学技术出版社出版
出版人：蔡　颢
天津市西康路35号　邮编：300051
电话（022）23332695（编辑部）
网址：www.tjkjcbs.com.cn
新华书店经销
北京东海印刷有限公司印刷

开本 880×1230　1/32　印张 7　字数 140 000
2016年3月第1版第1次印刷
定价：36.00 元

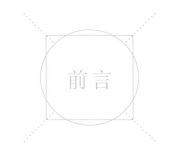

前言

当我还是年轻医生时，妇女朋友的"创意"时常令我瞠目结舌，像是告诉我她对阴道保养有一套特殊的方法，例如使用优酪乳清洗阴道，还有人用毛巾包住手指放进阴道里来个深层洁净外加去角质保养。我经常被妇女们惊吓到说不出话来，但还是得故作镇静地告诉她们这是错误的行为。我常百思不得其解为什么会有这么多奇人异事。几年的看诊之后，我被指派担任万芳医院住院医生教学负责人，也担任见实习医生的教学指导老师，我发现即便连实习医生问的问题也常让我哭笑不得，更何况是一般妇女朋友，所以我更加关注妇女疾病的卫生指导及预防保健，希望她们都能拥有更美好的人生。

这几年，我发现病人来看诊都是有备而来的，她们在网络上找好资料才来就医，所以沟通起来比过去来容易了许多。但网络资讯太多，有时她们找到的资料张冠李戴；有时候提供的医疗项目又会被质疑，所以我想写本书，向妇女朋友提供一些正确观念，避免延误病情或接受不必要的"积极"治疗的念头。

当凯特出版社来找我时，我心想：可能是我内心的愿望被听到了。所以我开始减少"一些"与家人相聚的时间；减少"一些"睡眠时间来完成此书。而当我将初稿交出后，编辑用相当诚恳的口吻告诉我（仿佛怕我受伤似的）："嗯！仇医生这本书的内容非常专业翔实，但是我们的对象——是一般的民众，所以会在编稿时调整得再亲民口语一点。"是的，他们说得没错，回想起来，这好像是我个性使然，每当我在门诊看病人，都好像我在手术台上，双眼紧盯着冒血的伤口，耳朵听着麻醉科医生告诉我病人的心跳是否正常一样。我用这样的心态听着病人的叙述，看着B超底下的胎儿，即便这是个复杂难题或紧急手术，我都清楚地知道焦点在何处，但同时也希望对方能够简单地理解我想要传达的信息。

完成这本书，我的内心充满喜悦与感恩，喜悦自己能有机会完成贡献社会的理想，美好的经验让我的人生更有价值。并且感恩我亲爱的家人能够无私地包容我的忙碌。

本书的内容包含从小女孩到更年期后的妇女可能会遇到的乳房、子宫、卵巢、女性激素、阴道、膀胱等疾病或疑难杂症问题，希望能为妇女们提供一些正确的健康知识与观念，并祝福妇女们不必再因为害怕或羞于启齿而不敢就医，都能拥有健康快乐的美丽人生。

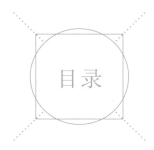

目录

倾听女人心上事——
乳房问题篇

许多妇女或多或少都曾发生过乳房疼痛或乳房摸到硬块的情形，并因此而就医，多数人起初都担心自己会患乳腺癌，但真正罹患乳腺癌而产生疼痛的患者约占 5％。那些不适的疼痛感与摸到的硬块到底是什么？本章就来跟大家聊聊到底乳房发生什么情形才是异常状况，让妇女在异样发生时能及时就医，而不必一摸到硬块就把自己吓得半死。

1-1 爱护自己的心头肉，当心乳房疼痛与变形

在哺乳动物中，乳房代表着母性的象征，主要功能是哺育下一代。随着文明的演进，乳房也成为择偶与对美感评价的标准。但乳房平时明明都好好的，为什么偶尔还是会痛起来？因为错误的对待方式而让它产生了变形该怎么办？

女生在某些时期，乳房疼痛是正常的

乳房疼痛原因很多，多数的原因和乳腺组织在月经周期发生肿胀现象有关。因为在月经周期激素水平发生变化，大量雌激素和孕激素进入乳房，使乳房组织变大，此时乳房上的神经纤维受到拉扯就会导致疼痛。大部分的乳腺组织肿胀造成不舒服的感觉，其实不需要过多地治疗。接下来，我们列举女性一生中，可能会遭遇乳房疼痛现象的各个时期，供大家参考。

青春期

9~13 岁，小女生开始发育，雌激素的浓度很高，所以会感到乳房轻微胀痛，等到月经初潮来过以后，胀痛会自然消失。

经前期

每一次的月经周期是为怀孕而做准备的现象，所以月经来潮前，女性的雌激素升高以便使预计怀孕的女性可以安定胎儿，当然这会导致乳腺增生及乳房组织水肿，这时候女性会有乳房胀、硬或压痛的感觉，但只要月经周期过后，疼痛就会自然消失。

怀孕期

怀孕 4 周起，雌激素、孕激素、催乳素大量产生，使乳腺增大而导致乳房胀痛，有的孕妇会持续整个孕期，有的只在怀孕前几个月，这也是自然现象。

生产后

产后 3~7 天，输乳管充满了乳汁而有胀痛感，此时只要持续哺喂母奶就会改善了。

人工流产后

先前怀孕时的高浓度雌激素、孕激素、催乳素大量产生后又突然下降，造成乳腺肿胀及乳房疼痛。

女性乳房构造简图

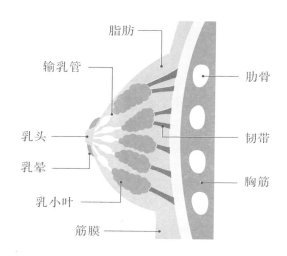

乳房大小、位置和形状常常影响女性的自我意象的优劣，女性的乳房议题经常围绕在性感、曲线与自信之间，乳房较小的女性往往想尽办法使它"茁壮"，生育过的女性希望它能有所"提升"。其实，乳房大小取决于脂肪组织的多寡。结缔组织和韧带为乳房提供支持，保持乳房的形状。乳房形状取决于胸肌与结缔组织的生长。研究显示，喂母乳的动作不会造成乳房变形，但有些其他因素对乳房影响极大，如身体质量指数（BMI）大，身体脂肪多者、怀孕数、体质、年龄老化（更年期）、吸烟史。其他如重力、不良姿势（长时间坐办公室的上班族或弯腰驼背者）、不良胸罩（不合身）等都和乳房变形有关，要预防乳房变形可以从内衣的挑选上着手。

1. 穿戴适合胸形及尺寸的内衣，并选择透气、棉质的内衣。
2. 不要为了使胸部看起来更丰满而穿着小尺寸的胸罩。
3. 穿着内衣时请将背扣扣住最外侧后，感觉其舒适度并且检查您的下胸围与背部肉是否被挤出去。
4. 背扣扣好后，应检查背扣和前面胸罩钢圈是否前后整齐，不应一高一低。
5. 试穿胸罩时，可以抬起双手举过头顶及弯腰摸脚趾，如果胸罩移位太多则为不适合的胸罩。
6. 约半年到一年更换一次胸罩，若钢圈变形，则应立即更换以免压迫身体。
7. 不同时期穿着不同胸罩，如月经周期到来前，乳房较为胀大，可以选用 3/4 罩杯较舒适。运动时可以选用运动胸罩，可以获得较好的支撑且感觉舒适。

有什么方法可以正确改善胸形呢

经常会看到生育过的女明星拍摄塑身衣的广告，塑身衣是否有雕塑身材、维持胸形的功能见仁见智，塑身衣长期压迫我们的器官，影响正常的呼吸与运动，也使血液流通和新陈代谢变差，所以千万不要24小时穿着，也要避免过紧。我不反对妇女们穿着塑身衣来雕塑身材，但建议您选择品质可靠的内衣厂商，并且耐着性子穿着一段时日，相信经年累月穿戴下来，会有一定的效果。不过我个人认为从穿着下手太"被动"，以下有几个方法可以"主动"改善胸形，读者们可以参考哟！

正确姿势

无论是站着或坐着，应注意上半身和脊椎挺直，这样就是主动式的塑身衣，这样可以增加我们肌肉的力量，更可以促进我们胸部的血液循环。

维持标准体重

乳房组成包含脂肪，减重速度太快会让胸部迅速变小，最好能控制在每周减少0.5千克的速度。过度肥胖会使乳房上的脂肪过多，大量脂肪使乳房又大又重而导致乳房下垂。

• 所谓女性的标准体重是〔身高（厘米）-70〕×0.6

均衡营养

摄取含雌激素的食物会刺激乳房生长而使乳房增大，但不建议"长期、大量"食用。含雌激素的食物有黄豆、豆腐、豆浆、芝麻和毛豆。黄豆含大豆异黄酮，可平衡体内激素的分泌，但并没有关于利用大豆丰胸的临床研究。另外，鱼肉和含胶质的食物（猪脚）可增加少量脂肪，使乳房稍稍丰满一些。

保养肌肤

乳房也是我们的皮肤之一，不要使用太烫、太热的水洗澡，对乳房一样需要进行保养、保湿的护理，可以使用您原本已在使用的乳霜来增加保湿及滋润的护理。如果您对脸上的护理要求高规格，如，使用有机的、去角质、精华液、面霜、眼霜、防晒之类，您也可以依照同样"规格"寻找乳房专属的保养品来进行保养。

训练胸肌

利用一些运动训练胸大肌可使乳房不致下垂，胸形才会漂亮。如，进行扩胸运动、网球、深呼吸、俯卧撑或自由泳等运动。或是双手使用约 2 千克的哑铃或水瓶（可视个人状况决定重量），将哑铃或水瓶举向两边并且伸直双手，以逆时针方向画圆等都是不错的方法。

除了对乳房的外观形状重视之外，有些女性同胞还会在意乳晕的颜色，传统观念认为性经验较丰富的女性乳晕的颜色较深，但这其实是错误的观点。乳晕颜色会受到激素影响而发生变化，像是生理期、服用药物、怀孕会让颜色变深，但并不会对女性的哺乳功能有任何影响，真的不用对此特别挂怀。

1-2 "飞机场"跟"高山峰"，各有各的烦恼

有多少人羡慕电视上那些拥有爆乳或巨乳的女星呢？我们的社会经常讨论女性乳房，讨论某位名模的胸形如何，穿着如何。耳濡目染，女性也会不自觉地希望自己的乳房可以再大一点，但有人想过拥有爆乳或巨乳的女性的日子其实过得并不轻松吗？

大胸部其实是很累人的一件事

胸部过大的女性生活品质其实并不太好，额外的重量放在胸口上，导致背部、颈部和肩部疼痛、姿势不良和脊椎侧弯。而且这些女性大多数觉得没有自信，不受尊重，也不会觉得开心，经常感觉乳房很重、内衣肩带深深压入肩膀，也很难买到合适的衣服，尤其是这类女性大多数不太愿意去运动，因为她们在运动时，觉得大家只是注视着胸部，让她觉得尴尬！

是什么原因导致乳房过大呢？乳房过大和遗传、体质、服用过多雌激素和药物的使用等有关，接下来我们看看它的原因。

激素的变化

怀孕期间、月经周期前和哺乳期，乳房受激素的影响而胀大。只要过了这些周期，激素恢复以往的正常值，乳房大小就会恢复，但怀孕后所造成的乳头变大和乳晕变黑则不会改变。另外，若服用雌激素，则乳房会变大，但持续服用雌激素才有效果，只要停药，乳房就会恢复往常大小。

天生遗传

若有亲人乳房较大，即使是 12 岁小女孩刚开始是小乳房，将来这位小女孩也是可能成为大乳房的女性。

药物影响

有些药物会造成乳房增大，如，抗精神病药物（Risperidone）、某些化疗药物、大麻、类固醇等。

胸部太大让生活很困扰，我要怎么办

对于因胸部太大造成生活不适或自卑的女生，我建议可以减重，因为很多这类女性也同样面临体重过重的问题，只要减重就能减少乳房的体积。第二点就是正确地穿着内衣，以及选择支撑性较为良好的内衣，可以大大减轻生活中的不适感。

有些人还会考虑进行缩胸手术，这的确是个快速解决的方法，但缩胸手术不是一般的小手术，有产生并发症的概率，常见的并发症如下。

手术后遗症
麻醉所造成的呼吸困难，恶心反应。

失血过多
缩胸手术发生失血过多的例子虽然很罕见，但它可能发生。如果手术前固定服用抗凝血药物，如阿司匹林，则需和医生沟通是否先停药。

疤痕
术后伤口疤痕比起隆乳手术大，若考虑要做手术，则要好好考虑清楚。

乳头变得过度敏感或缺乏敏感度
乳头过于敏感通常是暂时的，伤口愈合以后就会恢复正常。若乳头没有感觉，则可能是手术造成了神经受损。

手术时会去除一些乳腺组织和皮肤来达到减胸的目的，手术中若切除输乳管，则会导致奶水变少的问题。

所以还是建议女性朋友，如果不是因为乳房真的太大，已经严重影响到生活，非采取手术不可，就不要选择动手术。

我想脱离平胸一族，有哪些方法呢

乳房大小与性感和性欲有关吗？许多女性希望乳房能丰满些，无所不用其极。乳房本来只是授乳的器官，在中国古代，乳房的形体与大小不被注意与形容（这可能和中国人较保守含蓄有关）。女性认为丰满的乳房能增加美感、自信，能获得异性的青睐，所以渴望自己能拥有丰满的乳房。女性的乳房大小，跟性感或性反应无关，受到刺激后，乳房会膨胀，乳头勃起，其他性器官的反应也相同，小乳房和丰满乳房的性反应并无差异。可谓"山不在高，有神（爱神）则灵"。另外，小乳房女性还有一个好处，就是乳房不易会受到重力和哺乳的影响而下垂。由于乳房的大小是由遗传和体重决定的，后天想改变，在青春期就要多运动，因为乳房主要是由脂肪组织组成的，增加体重（脂肪）可以增大胸部，运动可以增厚乳房下的肌肉层，使胸部肌肉结实，并稍稍增加胸围。另外，保持营养均衡、早睡早起，才能健康发育，也就是中医口中的成功"转大人"。

若是过了青春期，则上述的方法完全没有用了。有人可能会选择服用成药或是擦丰胸乳霜，这些成药可能都含有雌激素成分，当您使用时，乳房或许会变大，但停用后就会恢复原状。

最后，若真的想要选择动手术，请整形外科协助隆乳，则应慎选医生，并先跟医生充分讨论，了解隆乳手术有副作用风险和并发症后，再进行手术。

你知道副乳有两种吗

所谓副乳有两种类型：一种是先天多一个乳房，称为乳腺型副乳；另一种是身体脂肪过多所造成的，称为脂肪型副乳。有 1%~2% 的女性有乳腺型副乳，从腋下到腹股沟都可能出现，有些女性的副乳在生理期或怀孕期会较肿胀，甚至是在哺乳期有乳汁产生，一般来说，副乳若有发炎现象则可以进行手术处理。

多数妇女所产生的副乳是因为肥胖、怀孕导致腋下的肌肉松弛，也有些人是因内衣穿着不适当而造成的问题，可以选择包覆性好的内衣或是做一些手臂运动来预防，持续一段时间可望改善，再不然也可以考虑做抽脂手术。

我的左右乳房为什么大小会不一样

女性左右两边乳房本来就有些大小差异，如果惯用右手，可能右侧乳房脂肪较少，所以看起来右乳较小。如果两侧乳房大小相差有三分之一以上，就可能和天生乳腺大小、染色体异常、乳腺炎、X光照射等因素有关。甚至产后喂母奶时，宝宝经常只吸某一边乳房，就会让另一边乳房乳汁变少进而使乳房变小。青春期的女生容易遇到某边乳房的乳腺较不敏感的问题，所以乳房发育显得不足，慢慢地发育较成熟后就会逐渐改善。

健康女人爱自己

如果乳房大小差距不大，就可以多使用乳房较大的那只手做事，增加胸肌减少脂肪。不然，可考虑整形手术解决这个问题。

母乳这么好，为什么有人还是宁愿选择配方奶

近年来，卫生部门与媒体都大力宣传母乳喂养的好处，加上配方奶粉越来越贵，所以选择亲自哺乳的妈妈们比起过去增加了不少。但有时，妈妈们不愿意选择哺乳，除了需花费时间之外，还有其他的理由，你不能不知道。

这些乳房的不适都是妈妈们不愿哺乳的元凶

母乳中的抗体、维生素、蛋白质和脂肪是宝宝食物中的极品，使宝宝能抵抗外来细菌、病毒，是配方奶无法提供的。亲自哺喂母乳能节省配方奶的花费及消毒奶瓶的电费，并提供宝宝全然的爱及安全感。看起来完美的计划却暗藏着一些因素使妈妈打退堂鼓，我们来看看是哪些问题以及要如何处理。

乳头疼痛

在哺喂母乳初期，妈妈常会经历乳头酸痛不适。您需要确认一下宝宝吸母乳的位置是否正确，如果疼痛持续，则可以冷敷乳头以缓解不适并保持干燥。

胀奶

胀奶是正常的现象，但宝宝喝完奶后，仍感胀奶，将乳汁挤出来或使用吸奶器吸出来就能缓解症状。

乳腺管堵塞

若乳房上有红、热的现象，则表示输乳管堵塞。乳腺阻塞时，乳汁量会减少，并且乳汁因在乳腺中过久而会较浓稠。输乳管阻塞可以在阻塞处上方热敷和按摩，并持续亲自喂奶，乳汁才能越来越顺畅，这样才能解决问题。情况严重的输乳管堵塞将可能转变成乳腺炎。

乳腺炎

乳腺炎发生的原因可能是细菌从破裂的乳头进入乳房组织，使乳房受到感染。通常，妈妈会有乳房疼痛、发烧、发冷、疲倦等症状，乳汁可能变得更稠，像是凝固的乳汁。患乳腺炎的妈妈仍可哺喂母乳。医生可能先让您服用抗生素，您在家可以每天热敷乳房，每次15分钟，以缓解胀痛，您可以继续哺乳或将母乳以手挤出或用吸奶器吸出。若乳房的红、肿、热、痛变得更严重或是乳头有异常分泌物，则须立即就医。就医后，医生通常会先给予口服抗生素。如果症状越来越严重，导致脓肿产生，可能就需要住院一段时间，采用外科手术切一个小开口使脓被引流出来，病患要换药多次后才会逐渐愈合。

我都还没有生小孩，为什么会有母乳

有些女性明明尚未怀孕却有乳汁，这种情形大多是泌乳激素增加引起的。泌乳激素增加，会抑制排卵，使月经不规则，此时需要抽血确认泌乳激素的浓度，若真的过高，则可以口服一些抑制泌乳激素的药物。这也能增加怀孕的概率。

健康女人爱自己

其实，妈妈与宝宝都需要适应与学习哺喂母乳，有些妈妈会担心奶水不够，但只要宝宝持续吸吮，奶水量自然会增加。而宝宝不愿吸母乳也可能是一出生后就接触奶嘴、奶瓶，几日后才接触母乳，当然会不适应。另外，家人的鼓励和支持也是让妈妈们能坚持哺喂母乳的动力之一。

1-4
最常见的乳房疾病，何谓乳腺增生

你知道吗？乳腺增生占了女性乳房疾病的绝大多数。近年来，乳腺增生有年龄逐渐下降的趋势，发生的比率却日渐升高，前来求诊的年轻女性越来越多了！

什么是乳腺增生，增生了哪些东西呢

乳腺增生指的是乳腺上皮和纤维组织或是乳房小叶组织的增生。在女性乳腺疾病中，有三分之二都是由乳腺增生引起的。从青年到中年，都可能发生乳腺增生问题。发生乳腺增生的原因，目前尚未明确，但一般多认为与内分泌失调、孕酮分泌减少、雌激素增加、激素不平衡有关。另外，催乳素水平升高、压力大、30岁以上尚未生产、未哺喂母乳的妇女，以及自身的情绪差、精神压力大都有可能导致乳腺增生。除此之外，有人认为缺乏和谐有性高潮的性生活、人工流产次数多也可能会增加乳腺增生的比例。乳腺增生又称乳腺囊性增生，大多是下列三种形态。

1. 乳腺、腺泡良性增生形成囊肿。
2. 乳腺管内的乳头样增生。
3. 乳房小叶实质增生。

当胸部出现胀痛，有可能就是乳腺增生

女性朋友们可通过定期的自我检测来发现问题。您可以在沐浴清洁时触碰自己的乳房，若触摸发现单侧或双侧乳房胀痛或触痛，或在单侧或双侧乳房有单个或多个肿块出现，在月经周期前更明显；或有分泌物从乳头流出，或者是月经紊乱；较为烦躁、易怒，精神紧张，可能就是乳腺增生的征兆。而当发现自己乳房肿胀有硬块时，为了健康着想，请以怀疑是否为癌症的心态去面对，听从医生的建议做相关检查，以最周全的态度去正视与解决问题，避免憾事的发生。

既然发生概率这么高，日常生活要如何预防呢

要预防乳腺增生，我在此鼓励各位妇女同胞可以在 28 岁前结婚，30 岁前生第一个宝宝，避免当个高龄产妇。产后最

好能母乳喂养，除了对小朋友健康有益之外，还能使妈妈本身的孕激素分泌充足，减少乳腺增生发生的可能性。年轻女性若还不急着怀孕生子，则请做好安全避孕措施，以防人工流产而造成乳腺腺体收缩。平时与另一半和谐的性生活也能促进孕激素分泌，减少乳腺增生甚至是乳腺癌的概率。

日常生活中则是建议健康饮食，少吃高油、高盐、高糖分食物，动物蛋白的摄取会连带让雌激素过多。养成规律的生活，多运动，适时排解压力，从心理与生理上让内分泌系统正常运行。服用含有雌激素的药物时，最好能事先与医生做讨论，避免自行用药造成激素水平紊乱。最后一点则是定期关心自己的乳房，做好自我检查就可以减少乳腺增生的发生率，下表为大家简单整理一下预防乳腺增生的小秘诀。

预防乳腺增生的小秘诀：

1	尽量在适婚年龄结婚，30 岁以前生第一胎。
2	哺喂母乳。
3	正确避孕，避免人工流产。
4	保持和谐的性生活。
5	均衡饮食。
6	规律运动，降低肥胖概率。
7	养成规律生活。
8	找到排解内心压力的方法。
9	正确用药，不乱服成药。
10	定期自我检查或上医院检查。

有些女生明明青春发育期过了，却还是为感觉自己胸部变大而高兴不已，但别高兴得太早，可能是乳腺增生造成胸部有肿胀感，等增生的状态消失后，乳房就会回复原来的样子。赶快找出造成增生的原因，缓解病症、避免恶化才是当务之急。

1-5 胸部有硬块多半不是恶性肿瘤，先别急着给自己判刑

当女性朋友在沐浴清洁时，或是在做乳房自我检测时，摸到硬块，第一个联想到的是乳腺癌而心惊不已。医生面对疾病时所采取的是"料敌从宽、御敌从严"的态度，但其实先别那么紧张，有可能只是纤维囊肿与脂肪瘤而已。

别把纤维囊肿当成是癌症

乳房纤维囊肿对女性来说是正常的，它不会增加癌症的发生概率，只是会随着月经周期而改变大小。尤其是 30 岁以上的妇女，激素较过去多一些，症状会比过去明显。纤维囊肿好发于 30~35 岁的女性，尤其是接近更年期的妇女。B 超检查时可以看到乳房内有水泡似的囊肿，尤其是服用大豆异黄酮以后更容易有此现象。其他如激素不平衡（雌激素）、经常搽含雌激素的护肤品、摄取过多含咖啡因的饮料（咖啡和可乐）、穿戴过紧的胸罩（阻碍淋巴循环）

等都可能引发纤维囊肿。

纤维囊肿是在乳房内可能有一个或多个硬块，这使您觉得乳房有硬块、疼痛和胀痛感，硬块会移动（癌症的硬块通常不会移动），纤维囊肿可能在一侧或双侧乳房发现，有些人在月经来了之后，肿块就会消失，如果月经过后乳房肿块仍然存在，则需要看医生。乳房纤维囊肿会遗传，如果妈妈或姐妹有，则您大概也会有此状况。

治疗的方法因人而异，若没有症状则不一定需要治疗。积极的治疗方式是手术，如果症状不明显，则可以先改变日常生活习惯，例如以下几点。

1. 穿戴支撑性佳的胸罩。
2. 减少脂肪、咖啡因摄取可以帮助改善疼痛。
3. 经医生建议使用一些止痛药或药膏来治疗。
4. 如果刚好想避孕，一些低剂量的避孕药就可减少月经周期前乳房肿痛。

另一种良性肿瘤——乳房脂肪瘤

乳房脂肪瘤是脂肪细胞增生形成的良性肿瘤，极少会转化为恶性肿瘤，一般长在皮下脂肪层，但若脂肪瘤变大压迫神经或周围组织，则可能会引起疼痛。一般妇女感觉不到有脂肪瘤，如果可以借由触诊摸到，则是软的和可移动的肿块，肿块边缘清楚，可能为圆形，大部分为单侧乳房发生，生长缓慢。目前，已知停经、肥胖是导致脂肪瘤的危险因素，发病年龄以 30~50 岁之间为主。若自己摸到有硬块，想要诊断是否为脂肪瘤，则可到医院通过 X 光乳房摄影检查、乳房 B 超、乳房抽吸细胞学检查或是乳房病理切片检查来确认。

健康女人爱自己

乳房的脂肪瘤多为良性的且成长缓慢，如果不大，基本上就不会对人体有危害，也无须处理，只需定期观察即可。若真想处理掉或是已经大到会压迫的周边其他组织，则建议通过手术切除。

1-6 | 妇女最害怕碰上的健康杀手 乳腺癌

癌症是细胞分裂异常所导致的疾病，癌细胞可能会侵犯我们的正常组织，甚至转移到其他器官，最常见的是恶性肿瘤。癌症是否导致严重疾病和癌细胞在哪一个器官发病，发病器官的特性是什么，以及癌细胞是否转移，都是非常重要的问题。

乳腺癌是台湾女性致死率最高的癌症

如同标题所说的，乳腺癌不但是女性致死率最高，同时也是发病率最高的癌症。有位来产检的准妈妈告诉我她乳房有硬块，由于是怀孕的妈妈，我第一个想到可能是腺体肿块，但帮她做乳房检查后，发现两边乳房大小差异太大，赶紧请她去看乳房外科，一番折腾后发现是乳腺癌，所以等她生产完立刻转给乳房外科做切除手术。

导致乳腺癌的原因是乳腺细胞异常增生。乳腺癌可以在输乳管、乳小叶及乳头出现，其中以输乳管最为常见。乳腺癌可能和年龄、遗传因素、个人健康史、饮食等有关。以下是一些导致乳腺癌可能性较高的因素，但非绝对造成乳腺癌的主因。

会增加罹患乳腺癌概率的因素：

原因	说明
遗传	家族中有母亲与姐妹罹患过乳腺癌。
健康史	曾患有一侧乳腺癌、乳房过度暴露于放射线、肥胖、停经后肥胖、糖尿病、高血压、高度精神压力。
怀孕史	未曾生产过或 30 岁以后才生第一个宝宝。
癌症史	患有卵巢癌、子宫内膜癌或大肠癌。
生理期	12 岁以前有初潮、55 岁以后停经、口服避孕药、更年期激素补充。
不当生活习惯	喜好烟、酒、油炸食物。

女性朋友都知道在乳房自我检测时，像是在月经周期后摸到乳房不明肿块或平时摸到无痛性的肿块，都有可能是乳腺癌。另外，乳头有不明的分泌物（带血色）、莫名凹陷或发红；乳房皮肤有凹陷、褶皱、鳞屑、橘皮，甚至是溃烂等症状；或是摸到腋下的淋巴结莫名的肿大，都要注意。

乳腺癌并不是只有一种而已

乳腺癌其实只是发生于乳房之恶性肿瘤的简称，但要细分，其实还是有不同种类的。

输乳管癌
是最常见的乳腺癌，肿瘤在泌乳管细胞形成。

乳叶癌
肿瘤在乳小叶形成，肿瘤的组织变厚，一般不形成肿块。患病年龄较高，乳房摄影较难呈现微小钙化的病变。

发炎性乳腺癌
是罕见且会影响淋巴系统的乳腺癌，一般不形成肿块，所以乳房检查时不易察觉。

医生是如何诊断并确定为乳腺癌的

发现乳房有肿块时，医生会详细询问您个人和家族病史，并进行乳房触诊和乳房 X 光摄影、乳房 B 超检查，甚至是电脑断层检查。检查出来确有异常时，可能会帮您做抽取细胞检查或病理切片，检查此肿块细胞组织是否为癌症细胞，并进行癌症分类以及判断是否已扩散。有些情况会给予激素检查，看看癌症是否受雌激素和孕激素影响。

乳腺癌分期简易判断表

0 期	癌细胞仍在输乳管基底层内。
Ⅰ期	肿瘤小于 2 厘米，没有扩散。
Ⅱ期	ⅡA 期：肿瘤小于 2 厘米、转移至腋下淋巴结；或肿瘤大于 2 厘米，小于 5 厘米，未转移到淋巴结。 ⅡB 期：癌症肿瘤大于 5 厘米，未转移到腋下淋巴结，或大于 2 厘米但小于 5 厘米，淋巴结有转移。
Ⅲ期	ⅢA 期乳腺癌：局部晚期乳腺癌，肿瘤大于 5 厘米并扩散至淋巴结。 ⅢB期乳腺癌：扩散到皮肤、胸壁或内乳淋巴结。 ⅢC期乳腺癌：扩散到更多淋巴结。
Ⅳ期	扩散到骨骼、肺、肝、脑。

认识乳腺癌的治疗

乳腺癌治疗的部分，主要还是需要专业的医护人员，我在此只是大略地说明，让读者能对乳腺癌治疗有个初步的认识。

治疗依照乳房肿瘤的大小和位置细胞种类来决定，希望能根除乳腺癌，减少复发。可能会有局部的放射线疗法（使用高能量辐射波杀死手术后剩余的癌细胞）或手术，用于特定区域局部治疗、全身性化学药物治疗（以药物或静脉注射给药来杀死癌细胞，以减少扩散机会）、激素治疗等。通常医院里会有一个乳腺癌治疗团队，里面集合不同专家以协助乳腺癌病人评估治疗方法和后续照顾。

日常防护与自我检查的重点

妇女借由每个月的乳房自我检查，发现不规则形状的坚硬肿块或其他异常现象，如有疑问应尽早就医，相信这不用再多提了。尤其妇女们若家中血亲也是乳腺癌患者，更需要高度留意做乳房健康定期检查。如果发现有异状，则千万不要逃避、害羞，甚至是因为医生是个男的就不愿上医院。若可以及时就医，则治疗的方式和时间，甚至是痛苦的指数，可能和您拖延后的结果有天壤之别。下面有三点建议请放在心上：首先，至少在 20 岁以后开始做乳房自我检查；建议从 40 岁或 45 岁开始定期做乳房摄影检查，不过应先咨询乳房外科医生或妇产科医生；若您是乳腺癌高风险妇女，可与医生讨论，是否于 35 岁起接受 B 超检查和 X 光乳房摄影检查。

建议于生理期过后 5~7 天施行乳房自我检查，如果您月经周期不规则或已经停经或切除子宫不知月经周期，您可以在每个月任选一天固定做乳房检查（例如每个月发工资的那天或每个月一日），仍在哺乳期的妈妈可以在喂奶后或排空乳汁后检查乳房。以下为建议检查步骤和注意事项。

1. 站在镜子前看乳房，手臂放松置于身体两旁，观察乳房大小、形状、位置，以及皮肤褶皱、凹陷、溃疡或变色。检查乳头是否有伤口、破皮、方向改变。

2. 将双手放在臀部上，观察乳房外侧是否有异状（观察项目同上）。

3. 向镜子方向稍倾斜上身，缓慢转动肩膀观察乳房外观形状是否有变化。

4. 双手放在头后方，手肘向前及向上，检查乳房外侧及下缘。

5. 拇指和食指捏住乳头并向外拉，观察乳头及周围组织是否有分泌物。

6. 检查腋下与锁骨上方和下方两侧是否有肿块。

7. 平躺于床上，左肩膀下放一个小枕头，将左手放于头后方，将右手放在左乳房，右手抹些乳液，食指和中指并拢，将乳头想象成时钟中心点，脖子方向为 12 点钟方向，肚脐方向为 6 点钟，轻轻下压乳头是否有异状或感觉异常，并感觉乳头可以移动。然后从 12 点钟方向顺时针轻压乳房感觉是否有异状。环绕一圈后，回到 12 点钟方向，再向外展两指宽，再从 12 点钟方向顺时针检查，直到整个乳房到腋下都检查过。

医院能做的细部乳房检测

妇女们若在家做自我检查发现有异常，则可以寻求妇产科或乳房外科协助做更进一步检查。

乳房摄影检查

45岁以上妇女可每两年做一次X光乳房摄影检查，乳房摄影检查可以检测肿瘤及位置，尤其是触摸不到的肿瘤、钙化及不规则肿块，有极高的检验意义，50岁以上妇女的乳腺癌筛检，可优先考虑此项检查。检查时会稍感疼痛，妇女们要忍耐一些。

乳房B超检查

利用B超检查影像，尤其35岁以下妇女可先使用此项检查，并可每两年做一次B超乳房扫描。检查过程不会疼痛，也可以与乳房摄影检查间隔做。

乳房抽吸细胞学检查

上述检查若疑似乳腺癌，则可先以细空针抽取肿块细胞检查。但其诊断准确率并非百分之百。

病理组织切片检查

利用手术方式将肿瘤切除，取得组织做诊断，治疗以病理组织切片结果为主。

核磁共振摄影（MRI）

提供不同方向扫描，经电脑分析提供影像。

健康女人爱自己

若将乳房划分为四个象限，在两边乳房的外上方（靠近腋下方向）发现癌症的比例将近有 40%，乳头下有 30%，所以妇女在做自我检测时可以特别注意这两个区域。

照护孕育生命的堡垒——
子宫与卵巢问题篇

有别于雄性动物的外生殖器，雌性动物在生理结构上，除了有外生殖器，更多了内生殖器，尤其是子宫与卵巢，更是孕育生命的起点，也和雌性动物体内的内分泌系统有着密切的关联。根据中医的观点，子宫的健康状态更是等同于一位女性的健康状态。本章便为大家简述在门诊中，子宫与卵巢常遇到的健康问题。

2-1 卵巢内长出的小水泡，认识卵巢囊肿

当卵巢内长出充满液体的囊肿，我们称之为卵巢囊肿，常见于生育年龄妇女，但不见得有症状。妇女卵巢囊肿的症状通常是在囊肿一侧下腹部有疼痛或肿胀感，这种疼痛可能是钝痛或尖锐痛感，有可能是持续的或时有时无的。

囊肿不一定会痛，但多半是因为痛才被诊断出来

有位 27 岁的女士，门诊来找我时主要是因为月经不规则、腹痛而且连大腿内侧也痛，帮她照 B 超才发现原来是卵巢囊肿作祟。一般来说，卵巢囊肿不会引起不适，下腹部的绞痛通常也与卵巢囊肿无关，异常阴道出血通常也和卵巢囊肿无关。大部分妇女是偶然发现，但有些妇女在发生囊肿那一侧的下腹有钝痛、尖锐痛或腹部肿胀感，而这些疼痛可能是持续的，也可能是时好时坏。

记得还有一次，门诊来了一位 25 岁的妇女，她面带痛苦表情，主诉是月经不规则、腹痛、恶心和呕吐，但她的腹痛却是会冒冷汗的痛！紧急安排 B 超发现有一个卵巢囊肿，但不同的是卵巢发生扭转现象，这可不是开玩笑的，需要紧急开刀，将扭转的卵巢"矫正"！发生卵巢扭转非得紧急开刀，否则扭转时间过久会发生卵巢坏死。

囊肿的种类与成因大不同

囊肿有几种不同类型，可分恶性的卵巢癌及良性的卵巢肿瘤，还可以分生理性及病理性的。最常见的是生理性囊肿，如，滤泡囊肿、黄体囊肿和多囊性囊肿。病理性囊肿，如，巧克力囊肿（子宫内膜异位瘤）、畸胎瘤。下表简单地为大家做区分，后续的章节会详细地说明！

简易囊肿分类表：

粗略分类	细分	更细分
良性卵巢肿瘤	生理性囊肿	滤泡囊肿
		黄体囊肿
		多囊性囊肿
	病理性囊肿	巧克力囊肿
		畸胎瘤
恶性卵巢肿瘤	卵巢癌	

如果卵巢囊肿破裂，可能就会突然造成剧烈的疼痛。少部分妇女会因为卵巢囊肿发生扭转、出血或破裂引起腹痛而就医。不过，为了安全起见，有下列症状还是要去检查，像是恶心、呕吐、食欲不振，不明原因的体重增加、腹痛、腹胀，或是有腰背疼痛、经痛、异常出血、排尿困难，或经常需要排尿、性交疼痛，因为引起这些症状的可能是卵巢肿瘤，也可能是卵巢癌。

平时该如何预防囊肿的发生

妇女们应至少每年进行一次例行妇科检查，尤其是更年期妇女，她们罹患卵巢癌的风险较高。一般检查如下。

妇科 B 超检查
利用 B 超或彩色多普勒 B 超检查，检查卵巢是囊肿还是肿瘤，以及它的大小和位置。

抽血检查
如，黄体生成素（LH）、促卵泡激素（FSH）、雌二醇和睾酮素，或肿瘤标记 CA-125、CEA、AFP 值等，可协助医生判断是否为卵巢囊肿或是卵巢癌。

腹腔镜检查
利用外科手术做病理诊断以确定是囊肿或肿瘤。

卵巢囊肿多为良性肿瘤

生理性卵巢囊肿大部分会在 1~2 个月消失，所以不一定要即刻治疗，观察即可。但停经后妇女的卵巢囊肿不易消失，需长时期追踪。建议每 1~6 个月检查一次妇科 B 超及抽血做 CA125 肿瘤标记检测，或服用避孕药抑制排卵功能，可能会延缓卵巢囊肿继续长大。

哪些情况的卵巢囊肿需要手术治疗

若医生建议动手术，则通常是怀疑囊肿可能是癌症，或是担心可能发生囊肿破裂、扭转或是大于 5 厘米以上的肿瘤。要是真的长期疼痛或是有其他不适也可询问医生是否可以考虑进行手术。

如果是子宫内膜异位引起的巧克力囊肿，怀疑影响怀孕，则可考虑选择手术摘除囊肿。如果囊肿不大，医生就会利用一个非常小的切口，将带有镜头的仪器插进腹部再摘除囊肿。但若是囊肿过大则可能会使用剖腹手术。

若女性朋友发现自己有上述的囊肿时请先不要紧张，可以观察 3 个月看看。不过暂时先不要做剧烈运动如体操、柔道等，多数的囊肿会在 3 个月内消失，3 个月内消失就表示那是生理性囊肿。我也曾看过 6 厘米囊肿发生扭转现象，开个止痛药，请病人休息几天，那颗囊肿竟自己回正了。

2-2 良好的日常照护，让生理性囊肿自己消失说再见

囊肿的种类那么多，又是生理性，又是病理性，一般人又不是医生，怎么会知道那么多？看病时，医生讲那么多专业术语，但我却听不懂，快来教教我！

如何区分生理性与病理性囊肿

想要分辨自己的囊肿是属于哪一类的，其实并不难。病理性囊肿是因为卵巢病变造成的，像是巧克力囊肿、畸胎瘤容易造成不孕或其他后遗症的类型。而生理性囊肿多半会有机会自行消失，像是滤泡性囊肿、黄体囊肿，女性若被检测出囊肿多半是这两类居多，而且大多在观察后或简单调养身体便会自行消失，下面也有简单的说明与叙述。

滤泡囊肿

卵巢未排卵，滤泡增大到 3.5 厘米以上称之为滤泡囊肿，

可以在月经一结束再照一次 B 超确认，一般会消失。

卵巢排卵后形成黄体，黄体内部出血并长大到 4~5 厘米，可以在月经一结束再照一次 B 超，一般会消失。

多囊性卵巢让你无法成功怀孕

有些女性 3~4 个月才来一次月经。有的女性已经过了青春期，脸上还有痘痘，月经不规律，想怀孕试了多次都无法怀孕，要不就是容易流产；有些女性的头发可能稀疏，但是脸部、胸前、腹部和背部毛发却较其他女性多、体重过重等。她们也可能因肥胖想减重，由新陈代谢科转来，从月经周期和病人外观会考虑是卵巢问题，这些女性的卵巢在 B 超底下会看到"多囊性卵巢"的现象。多囊卵巢指的是两侧卵巢肿大并有许多滤泡囊肿，小囊肿会分泌雄性激素，使女性的月经周期不规则。

正常妇女的生殖器官中，有子宫及卵巢，卵巢和子宫之间有条输卵管，卵巢位于子宫左右两边，受到促卵泡激素（FSH）和黄体刺激素（LH）的作用，每个月滤泡会长大到 2 厘米，再释放一个卵细胞移往输卵管去。卵巢能排出卵子和产生激素。多囊性卵巢群的妇女的卵子无法释放出成熟的卵，两边卵巢长出 10 个以上的小囊（内含有卵子），大小 2~8 毫米，这种卵巢我们称为多囊性卵巢，这些小囊会只分布在卵巢周围外侧，分泌雄性激素。

关心自己之余，也要留意家族病史

由于多囊性卵巢会造成月经周期不规则，月经不规则就会影响怀孕，因此它也会增加子宫内膜增生、子宫内膜癌、乳腺癌、糖尿病、心脏病、高血压等问题，有些人可以借由减肥改善此问题，有些人则需要一些避孕药来做治疗。

最近研究显示，多囊性卵巢症候群有遗传倾向，母亲有的话，可能你、你的姐妹和女儿有 50% 的概率得多囊性卵巢症候群。如果家族有糖尿病史，则成员患有多囊性卵巢症候群的风险也会增加，这可能是因为胰岛素会使滤泡细胞分泌过多雄性激素（睾酮素），雄性激素会使滤泡变成小囊、无法排卵。另外，有些癫痫症药也会增加多囊卵巢症候群的患病风险。

多囊性卵巢的严重程度因人而异，不是所有的人都会出现相同症状，有症状出现才称为多囊性卵巢症候群。一般来说，青少年时期就会开始出现症状，但是她们通常是因为自己有青春痘和月经不规则而来就医的。

多囊性卵巢需通盘检验才能断定

医生若是要确认是否为多囊性卵巢，则必须通过综合性的症状与观察来确认，无法通过单一的征兆就简单判断，下面就列出观察的重点。

生理期与怀孕史

由于卵巢分泌过多的雄性激素，还有我们的脑垂体分泌过多的黄体刺激素使妇女月经不顺、稀少或无月经，这样一来使卵巢不易或没有排卵造成不孕。流产也是观察项目之一，因为即使怀孕也因雄性激素及黄体刺激素（LH）的增加进而影响卵子，使受精卵容易流产。

皮肤状况

长青春痘、头发稀疏、多毛（多毛现象大多分布于脸部、胸前、腹部和背部）。

身体外观

体重过重：BMI 大于 27，计算方法＝体重的千克数／身高米的平方，如：体重 80 千克，身高 150 厘米，$80/1.5^2=35$，则 BMI=35。体重过重使身体又产生抗胰岛素，使血糖无法下降产生糖尿病。

抽血或 B 超等身体检查

身体检查、抽血检查和妇科 B 超，尤其是在妇科 B 超检查会看到典型的"多囊性卵巢"。综合上述的问题被称为"多囊性卵巢症候群"。

通过生活习惯改善多囊性卵巢

如果你想改善"多囊性卵巢症候群",则生活中,你可尝试下面这些方法。

控制体重

建议将 BMI 减至小于 24 为佳,控制体重可从饮食和健身活动两方面着手,并持续维持运动的习惯。

1. 保持每一天都运动 20 分钟。
2. 每周有一小时较为强烈的运动。

可以选择适合自己身体状况和作息时间的方式,并尽可能选择可增加心肺功能的有氧运动,像是快走、球类运动、跳舞、游泳或是室内运动,如不用出门的仰卧起坐、俯卧撑等。一般来说,中等强度的运动是安全的,如果您有心血管或内科疾病,则可先和医生讨论。

对于有多囊性卵巢症候群的妇女来说,只要能减 5~6 千克就能帮助激素水平达到平衡,进而调节月经周期。不过,患有多囊性卵巢症候群的妇女会发现减重有些困难,你可以进一步请教新陈代谢科医生或参加医院内的减重班，医院会提供医生、营养师全方位的咨询，协助制定计划，使你能够减重成功。

饮食
饮食先从蔬菜、水果、坚果、豆类和杂粮开始吃，然后再食用米饭、谷类、面食，最后是肉类、奶类。

戒烟
吸烟妇女的雄性激素可能较高，会加重多囊性卵巢症候群的症状。

通过药物与手术治疗多囊性卵巢

避孕药
避孕药可使月经规律，减少一些外在症状，如面部多毛和青春痘。

降低雄性激素药
可和避孕药一并使用，可减轻毛发过度生长（多毛症）的症状。

糖尿病用药（metformin）
用于高血糖。可帮助月经周期正常和恢复生育能力。

手术治疗

针对不孕症妇女使用，在服用排卵药后仍不排卵，可利用腹腔镜卵巢手术，电烧或激光照射卵巢的小囊肿使之数量降低。

多囊性卵巢症候群的自我检测

在此分享一些自我检测的方法，女性朋友可自行对照或关心家中的青春期小女生。如果有下列症状应该就医噢！

1. 年满 14 岁，尚未有月经，并且已有胸部、背部、腹部、面部多毛现象。
2. 年满 15 岁，尚未有月经，且这两年乳房和腋毛阴毛未发育。或有月经，但月经周期一年少于 8 次或月经周期间隔少于 21 天，有上述情况持续 2 年的时间。
3. 严重脱发。
4. 糖尿病：出现口渴、食欲增加、频尿，体重减少、没有体力、视力模糊、双脚麻木。
5. 皮肤问题：青春痘、油性皮肤、头皮屑、黑色棘皮症（acanthosis nigricans，在皮肤皱褶处，如，颈部、腹股沟、腋下皮肤黑，表面有细小毛状、乳头状突起），皮肤颜色黑，而且皮肤表面会有细小的毛状、乳头状突起。
6. 情绪不佳、忧郁。

7. 增重增加或腹部比上半身肥胖（雄性素过高）。

8. 介于 20~40 岁之间的育龄妇女，有上述相同的症状。或是月经周期规律，但尝试怀孕却无法成功，且超过 1 年。又或月经来潮时阴道出血（大血块或点状出血）超过 8 天或超过 10 周以上的骨盆腔疼痛或怀孕后流产。

健康女人爱自己

大部分多囊性卵巢症候群妇女的不孕主要是因为不排卵。想要怀孕的妇女若体重过重则先减重，因为它可能可使卵巢恢复排卵功能，如果尝试自然怀孕都无法成功，则可能须进行人工授精，甚至是试管婴儿。

2-3 万万不可轻视的病理性囊肿

病理性囊肿起因在于卵巢发生病变，与生理性囊肿不同，一旦发现时，最好通过医生专业的咨询，要是放着不管，一旦变大或恶化可能会诱发其他的并发症或癌症。

名称可口却不可爱的巧克力囊肿

子宫内膜异位症又称巧克力囊肿，这些囊肿是实质肿瘤，是激素和免疫系统疾病的问题。子宫内膜异位症是指子宫内膜跑到子宫以外的地方，如，卵巢、输卵管、子宫外壁、子宫后穹隆、肠子、膀胱或腹部，极少数患者的子宫内膜组织有可能跑到腹部以外的地方，如，肺、鼻子等器官。所引起的症状大部分是经痛、经血过多、不孕等。

28 岁的张小姐到门诊做婚前健康检查，我询问她过去的月经状况，她说从年轻到现在月经来就会痛经，不过也没有其他不舒服，所以没有看过医生，帮她妇科内诊后她感到轻微的压痛，照妇科 B 超时发现一个 6~7 厘米的巧克力囊肿，由于巧克力囊肿可能会影响怀孕，所以建议她使用腹腔镜，值得开心的是张小姐在手术后 3 个月就怀孕了。

问题出现在哪里，痛就在哪里

关于子宫内膜异位的主因目前广泛认为有三种因素。

1. 月经经血经由输卵管逆流至骨盆腔外的器官。
2. 身体免疫异常。
3. 家族遗传。

依照内膜异位的位置在哪里，可能就会造成那个地方的疼痛、发炎反应、出血，甚至是不孕。有趣的是，子宫内膜异位增生也会受到月经周期的雌激素和黄体激素影响，出血会造成周围组织的刺激，有可能会结成小块状或变成肿瘤或植入器官内，这样就导致囊肿、疤痕和我们身体组织融合。如果内膜异位长在肠子上，可能会造成肠出血或阻塞。如果长在膀胱上，就可能会造成频尿、尿急甚至是漏尿现象。如果长在生殖器官，则可能导致骨盆疼痛、不孕。

哪些人容易得子宫内膜异位呢

子宫内膜异位有家族遗传的倾向，尤其是自己的妈妈或姐妹有，你也容易有。月经周期少于 25 天或月经来超过一个星期或月经量大的妇女都容易罹患。其次，有双子宫或双子宫颈的妇女也是危险群。

最常见子宫内膜异位的症状是疼痛和不孕，不过，症状和子宫内膜异位的大小多寡没有直接关系，有些妇女没有症状，有些人只是一个小小的内膜异位就痛得受不了，也有人在怀孕期间变好，生育后症状又出现（可能因为暂停月经周期）。其他常见症状如，月经不规则，月经量过多、血块、月经来超过 7 天、严重经痛、腹胀、腹痛、性交疼痛、慢性盆腔疼痛（超过 6 个月）等。

子宫内膜异位只能通过病理检查确认

子宫内膜异位只能通过腹腔镜来做病理检查才能确认。治疗方式则取决于妇女的年龄、症状和是否还要生产等因素，可以持续、定期追踪观察，疼痛时，可以使用小电热毯热敷疼痛处或喝点热饮料放松痉挛的肌肉、适度运动等。

接近更年期，症状会慢慢改善。若是育龄妇女，暂不考虑生产，可使用避孕药 9 个月以上，这个治疗很有效，但是停药后会慢慢出现症状。或是服用雄性激素药物，雄性激素治疗有其副作用，如，体重增加、痤疮、体毛增加，不规则出血。它和避孕药一样，一停药，症状会再出现。或者可以服用止痛药缓解疼痛。如果药物无法改善症状，可以考虑采用手术治疗切除子宫内膜组织，若不再生育可以考虑子宫切除术。不过，即使做了子宫切除术，疼痛的症状仍可能会再出现！

畸胎瘤是生殖细胞演变而成的

一位 28 岁的女性因腹痛在肠胃科就医，经过检查以后发现有粪便卡在肠道里，经过口服药治疗并无改善，转到妇产科后照 B 超发现是畸胎瘤。畸胎瘤可分为良性和恶性，良性畸胎瘤可发生在任何年龄层，尤其是生育年龄的妇女。

畸胎瘤发生的原因是我们人类在胚胎发育时，一些生殖细胞衍化而来的，畸胎瘤内因含有类皮肤（汗腺、皮脂腺）构造，所以也被称为皮样囊肿。另外，畸胎瘤内还会有骨头、牙齿、头发、神经组织、脂肪组织、气管支上皮、消化管黏膜上皮、甲状腺等。

停经后的妇女若被诊断为畸胎瘤，其恶性的概率大大提高！一般约有2%的畸胎瘤会发生恶性的病变。

畸胎瘤多为无意间被发现的

良性成熟畸胎瘤通常没什么症状，一般来说，妇女都是在无意间或定期妇科检查时发现。畸胎瘤不大的时候，可能有下腹胀痛现象，除非是因剧烈运动、性行为发生畸胎瘤扭转才会产生强烈腹痛。

妇科 B 超是安全有效的检查方式。畸胎瘤需要和恶性肿瘤区分。可选择手术切除畸胎瘤或切除卵巢，这完全取决于妇女是否还想要再生产，以及畸胎瘤是良性或是恶性肿瘤。一般来说，您可以定期接受 B 超检查，如畸胎瘤持续长大则应考虑尽早切除。目前的手术大多采用腹腔镜手术，伤口小，恢复快。

健康女人爱自己

其他的病理性肿瘤还包括浆液／黏液腺瘤，是由卵巢上皮细胞形成的，它们的成分大部分是液体，少部分是黏液。若发生在已停经妇女，则要审慎检查是否为癌症。

2-4 关心你的第二心脏——浅谈 子宫肌瘤与子宫肌腺症

子宫，又被称作女人的第二心脏，也是怀胎十月时守护新生儿最安全的堡垒，而当堡垒的安全出现问题时，健康便受到了威胁。

莫名的大肚子，可能不是怀孕而是子宫肌瘤哟

42 岁的谢小姐反映腹痛、月经不规则、频尿、体重增加，尤其是肚子，怀疑自己怀孕了，验孕后发现并未怀孕，请她躺在检查床上，发现腹部较一般妇女隆起，好像怀孕 20 周的大小，照 B 超后才发现是子宫肌瘤。还有一位 34 岁的张小姐来门诊时主诉她的月经周期很乱，而且想怀孕却落空，按照妇产科的惯例——内诊，鸭嘴放入后发现有一团怪东西堵在子宫颈，替她安排子宫镜做切除，送去化验后，发现是子宫肌瘤掉出子宫颈外，这种肌瘤要从根部切除，以免很快复发。

常见的子宫肌瘤发生位置

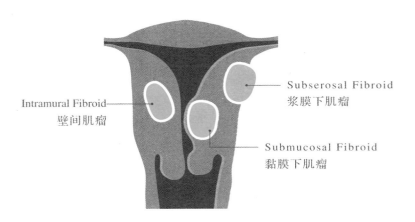

Intramural Fibroid
壁间肌瘤

Subserosal Fibroid
浆膜下肌瘤

Submucosal Fibroid
黏膜下肌瘤

当肿瘤出现在肌肉层上

子宫肌瘤是一种平滑肌瘤，是正常子宫肌细胞异常生长造成的，属于良性肿瘤，生长在子宫肌肉层。导致子宫肌瘤的原因，目前认为和雌激素、黄体素有关。只要是激素分泌正常时，子宫肌瘤就有可能有继续长大，也有妇女的肌瘤生长相当缓慢或没有症状，不需要治疗。

大部分的子宫肌瘤不会有症状，除非它越来越大，才会有不舒服的症状，常见的症状是经痛和经血过多，其他还有经期过长、腹胀、腰酸背痛、性交疼痛、尿频、尿失禁、排尿困难、贫血（月经来潮大量出血导致），甚至是不孕或流产、早产、胎盘早期剥离、胎位不正等。

子宫肌瘤的诊断可通过骨盆腔检查（内诊）出肌肉与子宫的大小，或是用 B 超检查可以照出子宫内的肌瘤大约数量、大小和生长位置。

子宫肌瘤的治疗方式

如果肌瘤不大，也没有影响日常生活，可以依照医生指示定期回诊检查肌瘤大小。

平时使用加热垫或电热毯热敷以增加血液流动，改善骨盆腔疼痛。做点运动可以提高血流出量，减少疼痛。如果有经痛和经血过多的现象，你可以依照医生指示服用止痛药，服用避孕药可以使经血变少些，某些子宫内避孕器具有避孕功能，还会释放激素，可治疗经痛、减少经血量。如果经血量多，造成贫血现象，可以吃点肝脏、肉类、豆类、菠菜、番薯叶、豆浆、红豆等，或依照医生指示服用铁剂。

如果肌瘤给日常生活带来很大的困扰，若要生育，则可以考虑手术切除肌瘤（但肌瘤很可能会再重新长出来）。不再考虑生育的女性可以选择子宫部分切除或全切除。不过，更年期过后，雌激素慢慢减少会使肌瘤慢慢缩小，若您的年龄接近更年期，则可以选择等待。

子宫肌腺症其实是巧克力囊肿的"拜把兄弟"

为什么这么说呢？还记得前面提到过的巧克力囊肿，也就是子宫内膜异位吗？指的是子宫内膜出现在子宫外的地方，而当子宫内膜深入子宫肌肉层内，使子宫变得又厚又大，就成了子宫肌腺症。

子宫肌腺症简图

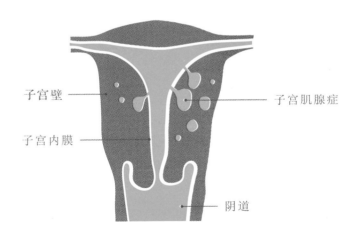

子宫肌腺症不像子宫肌瘤是一颗颗的，它是散开在子宫肌

肉层内，有些妇女的肌腺症组织会聚集在某处，被称为子宫肌腺瘤。子宫肌腺症的发生原因不明，可能和一些激素有关，如，雌激素、孕酮、催乳素、促卵泡激素等。大多数有子宫内膜异位的妇女较容易有子宫肌腺症。

子宫肌腺症的症状和子宫内膜异位症很像，在月经期间，子宫内膜分泌前列腺素帮助子宫收缩，促进子宫内膜剥落，只是子宫肌肉层内有许多地方是子宫内膜，使子宫收缩更为强烈，让女性朋友痛经严重，经血量也很多，另外还会有尿频、骨盆腔疼痛，子宫有下坠感，甚至是胃胀气。

子宫肌腺症与巧克力囊肿的异同见下表。

病症	相同之处	差异之处
巧克力囊肿（子宫内膜异位）	子宫内膜组织异常的增生。	增生处是在子宫以外的地方。
子宫肌腺症		增生处是在子宫的肌肉层内。

子宫肌腺症的诊断与治疗

医生可通过 B 超检查，在 B 超下会看到一个大子宫，一些白白的影像，大部分可以诊断是子宫肌腺症。若要百分之百确定，则须在子宫切除后做病理检查。

有子宫肌腺症的女性在经期通常很难熬，故会建议服用抗前列腺素的止痛药，若再加上解痉挛药则效果更佳，但最好是感觉月经要来的前 1~2 天就开始吃，持续到月经结束的前几天。您可以依照您的月经来潮天数来计算。不要等到月经已经来了或开始痛经了才开始吃药，那时已经痛到一个极致，原来可以止痛的药已嫌不够力。另外，口服避孕药或是使用假性停经药物 6 个月，观察看看肌腺瘤是否有改善。或等待更年期的到来，子宫肌腺瘤会逐渐萎缩。

手术方面可选择切除部分子宫肌腺瘤，若想完全治疗子宫肌腺症则需要接受全子宫切除。

健康女人爱自己

子宫肌腺症会因内膜增生使子宫肌肉撑大及肌肉经常处于痉挛，让子宫着床环境变差影响胚胎着床以及输卵管活动力变差，容易造成妇女不孕。

2-5 当心细菌感染与发炎

当子宫与卵巢出现异状时，骨盆不一定会有疼痛或异常出血，而是通过别的征兆，像是发烧或是其他部位的不适，来表达，要是忽略这些信息，你可能就错失了治疗的先机。

女性体内的有益菌能帮助对付入侵者，但也不是百战百胜

阴道内有许多细菌可帮助妇女阴道不受细菌感染，而子宫颈口有黏液能保护子宫，防止细菌侵入，除非是近来身体不适、免疫力变差才容易受到细菌侵犯，导致盆腔炎。这些细菌的来源可能是原本就在阴道内，或者是外来经性行为传染的细菌，如淋球菌、披衣菌，其次还有葡萄球菌、链球菌、大肠杆菌。

有位 40 岁的患者已经腹痛 5 天了，今天发烧才来就医，给予 B 超检查才发现她的卵巢、输卵管有发炎现象，所以先开的消炎药让她带回去，并叮嘱她没有改善任一症状就一定要回诊。隔了一天，她因腹痛更严重就回诊，帮她照了电脑断层发现卵巢旁有一个看似脓肿的东西，帮她紧急使用腹腔镜"清理"一下脓肿处，并保留住卵巢，不过因为她发炎得很厉害，所以在她腹部上放了一根引流管，继续将脓引流出来，她才慢慢康复。

盆腔炎主要是生殖器官和它周围组织、腹膜发生发炎现象。大多发生在性行为频率高、性伴侣多的妇女。少部分发生在没有性生活或没有月经的妇女，如，孕妇及子宫、卵巢已经切除的妇女，下面列举的几项会导致盆腔炎和增加盆腔炎风险，供妇女参考以保护自己。

细菌是如何突破人体的防线

性传染病引起

盆腔炎通常是由性传染病引起的发炎现象，如，淋球菌、披衣菌等。细菌会从阴道经过子宫颈向上传至子宫、卵巢、输卵管等。其中，披衣菌感染所引起的盆腔炎症状很轻微，甚至没有什么症状，好发于少女到年轻女性。

有一次我在急诊看一位年轻女性，内诊发现阴道有恶臭味，腹部有剧烈的压痛，照妇科B超发现好像有一团脓胞在卵巢、输卵管的位置，怀疑是盆腔炎引起脓肿，后来帮她做腹腔镜手术引流脓肿，打几天的抗生素才好。一问之下，原来是另一半喜好的性交方式是前面和后面交替做，所以，奉劝喜爱交替做的伴侣们，要记得后面做完不可再到前面做，因为这样会把大肠杆菌带进阴道内，造成盆腔炎，事后病理报告也证实那一团脓胞确实是大肠杆菌。

子宫内避孕器引起

安置子宫内避孕器的第一个月患盆腔炎的概率较高，尤其是装置避孕器时刚好患有细菌性阴道炎或性病，在装入过程中，可能会将细菌从阴道或子宫颈带到子宫内。或者是子宫内避孕器的"尾线"成为细菌通过子宫内的途径。

阴道内因酸碱不平衡

酸碱不平衡会造成细菌性阴道炎，也有可能造成盆腔炎，大部分发生在怀孕妇女和接受骨盆手术后的妇女。

侵入性检查或外科手术

因侵入性检查或外科手术造成的感染，如因子宫镜、子宫刮搔术、人工流产或子宫输卵管摄影术等外科手术或检查，可能会使细菌被带入子宫扩散到输卵管。

生产

产后子宫颈口尚未关闭，细菌容易上行到子宫引发盆腔炎。

日常生活中的哪些行为容易让细菌入侵诱发盆腔炎

阴道灌洗

阴道灌洗可能会改变阴道酸碱值，增加阴道和盆腔感染的机会。因为此举会使原本生长在阴道的乳酸菌被杀死（乳酸菌可以保护生殖系统），有益菌死亡就能让有害菌生长。如果妇女一定要灌洗阴道要选择酸性不含消炎药的灌洗液。

性行为活跃的妇女

因为她们得到性病的概率高，所以患盆腔炎的概率相对较高，尤其是淋球菌和披衣菌感染最容易导致盆腔炎。

曾经有过骨盆腔发炎的人

骨盆系统发炎过后会留下疤痕组织，它的后遗症是让我们的身体失去对新增感染细菌的敏感性，所以再次感染时会较过去更为严重。

当心盆腔炎留下的后遗症

大部分的盆腔炎症状都很轻微，尤其是披衣菌所引起的盆腔炎，可能没有症状，除非感染现象扩散到输卵管或腹部，症状才会更明显。短期盆腔炎症状可能有：下腹痛，下背痛，不规则月经出血，排尿疼痛或烧灼感，排便疼痛，性交疼痛，阴道有黄色，咖啡色，绿色分泌物，发烧超过 38℃，头痛，恶心，呕吐，身体虚弱等。

若细菌延伸到输卵管和卵巢，则可能会造成严重症状，如，输卵管和卵巢的脓肿，这些脓肿会导致不良后果，像败血症、休克、骨盆腔腹膜炎、骨盆脓肿、不孕症、慢性骨盆疼痛、宫外孕。而其中不孕症、慢性骨盆疼痛、宫外孕对女性将来的一生都有严重影响，我们来看看不良影响有哪些。

不孕症

盆腔炎的细菌造成输卵管内产生发炎或水肿现象对胚胎不好，骨盆腔内粘连，使输卵管活动变差，无法捉住卵子。

慢性骨盆疼痛

通常是因为粘连造成的，只能依症状治疗，很难治愈。

宫外孕

宫外孕容易发生在输卵管处，受精卵因疤痕组织受困无法前进到子宫，由于宫外孕会造成大量出血，因此须尽早就医。

盆腔炎不能以单一症状就草率断定

由于盆腔炎的症状不尽相同，而且我们也很难检查到盆腔内，因此要诊断盆腔炎必须综合许多条件：首先会先询问患者的病史，了解最近是否有性行为、分泌物、排尿是否疼痛有烧灼感、过去是否有过相同症状、最后一次月经；或是通过内诊发现下腹部压痛及反弹痛，触摸卵巢或输卵管时疼痛，触摸子宫颈、子宫时有压痛，B超或腹腔镜检查下，可能会看到卵巢输卵管胀肿；也可通过输卵管摄影来检查输卵管是否粘连、水肿。

妇女朋友们也可留意自己是否有绿色或黄白色分泌物或是异常发烧的症状，或有长期下坠感、下腹痛、腰骶骨痛、白带增多等现象，若有这些现象，则可能是慢性盆腔炎的问题。

确实用药，耐心治疗

不同病因，有不同药物，也有不同的治疗疗程。所以要持续服完医生所开的消炎药（抗生素），就算症状好多了，都记得一定要把药吃完，并且按时复诊，因为有些疗程可能需要长达 2~6 周。如果您的症状严重，产生脓肿，可能需要住院治疗，甚至是进行手术。

为了防止再感染，必须先暂停性行为并且让您的性伴侣同时服用抗生素治疗，您的伴侣必须治疗完成才能有性行为。在感染期间，暂停性行为，不然尽可能使用避孕套，避免和可能已有性病的人有性行为，也不要同时有好几个性伴侣。

健康女人爱自己

如果您有子宫内避孕器且感染又相当严重，医生可能会建议您取出避孕器。口服避孕药的孕酮能使子宫颈黏液更黏稠，可减少细菌上行到盆腔，不过这个方法并非百分之百有效，所以不能只依靠这种方式。

2-6 明明不是"好朋友"该来的日子,却发现有异常出血

话说,老天爷总是眷顾着女人,当骨盆内发生问题时会有一些信号提醒女性,就像是搭错车一样,有时还让您一时回不了头,阴道出血可能是正常的也可能是严重问题,所以当女性发生阴道出血时,就是身体发出的信号,千万不可忽视!

异常出血可别轻忽

正常阴道出血,像是月经不规则或排卵期出血,相信各位女性朋友都知道。所以有任何异常阴道出血问题最好能通过医生来进行评估及检查。异常出血可分三类:生殖道疾病、功能不良性出血、内科性疾病。那么,什么情况算"异常阴道出血",是您一定要就医的?简单来说,女性一生中有三个时期不应该出血,那就是10岁以前、怀孕时、更年期后。再来是非月经周期的出血和月经周期出血量和

平常的量不一样（无论是量多或量少）都算是阴道异常出血。

子宫异常性出血类型与说明如下。

类别	说明
生殖道疾病	引起原因可能是流产、宫外孕、细菌感染、各种良性与恶性肿瘤等。
功能性不良出血	简单来说，就是内分泌与激素的失调，造成卵巢功能异常引发的出血问题。
内科性疾病	例如，白血病、肾功能衰竭或是肝硬化等疾病造成的出血。

未有月经的小女孩的异常性出血多为外伤所致

一般来说，小女孩的初潮年龄为 12~13 岁，小女生刚来月经的第一年到一年半大多是周期不规则的，也不排卵，若在此时发现小女孩阴道出血要高度怀疑可能和外阴、阴道跌伤、挫伤有关，严重者可能和性侵害有关。小女孩的外阴或阴道伤害，绝大多数发生在玩游戏或突然坐在尖锐或凹凸不平、有钝角的物体或座位上，导致擦伤、钝伤、刺伤等。

多年前我在医院值班时，接到一通来自急诊的电话，急诊医生说一位年仅 7 岁的小女孩发生阴道出血，请我赶快到急诊处理，当我听到这个电话时，我的心往下一沉，不希望是我想的"那件事"，后来经过问诊后才知道原来小女孩从桌子上跳下来，她没跳到铺软垫的地板上，而是一屁股坐在被翻倒的椅脚上，检查会阴部看到一个大血肿，小女孩当然哇哇大哭，这种情形我们先帮她在患部冰敷，并观察排尿功能是否受影响，若排不出尿我们就需要帮她放导尿管。

小女孩来急诊就医而必须由我们妇产科会诊的原因之一，也就是刚刚说到"那件事"，指的就是性侵害。这些小女孩会被观察到阴道、生殖器或肛肠有出血、撕裂伤痕，甚至是患有性传染病。

由于现在孩子的饮食中常是高脂及添加激素的，所以在门诊会看到一些小女孩在 10 岁以前就来初潮，如果 8 岁前就有胸部发育、长阴毛就显示月经即将产生，在这里要提醒各位爸爸妈妈，孩子的初潮越早来，将来身高就越会受到限制，所以父母们自己的饮食一定要均衡，这样才能协助孩子也有健康的饮食习惯。另外值得注意的是，脑部长肿瘤也可能导致初潮提早来，所以小女孩在 10 岁前就有初潮的话，爸妈需带孩子来妇产科做一下检查！

原因众多的育龄妇女异常性出血

育龄妇女异常出血的原因有很多，曾经有位 20 多岁的蔡小姐未曾有过性行为，却异常出血，B 超看起来子宫内膜比较厚，实在很担心她是癌症，所以和她沟通做一次子宫内膜搔刮术，以排除癌症问题，病理报告出来是"非典型复杂性子宫内膜增生"，后来给予她激素治疗一段时间，3 个月后帮她照 B 超仍是子宫内膜增生，在紧接着 3 个月她又开始阴道出血，后来请她看新陈代谢科，发现她有糖尿病，接受糖尿病方面治疗后，其子宫内膜增生获得改善。

其他出血的原因还有本章所提及的各类囊肿，发生在子宫、卵巢与阴道的病症，体内激素失调或是内科疾病跟用药影响。

怀孕期间的异常性出血可能危害胎儿

只要是育龄妇女，阴道出血都要先和怀孕问题联系，只要在怀孕初期有出血就需要就医。怀孕 6~12 天出血，是受精卵着床植入子宫内膜后所产生的，出血很轻微，可能持续几小时到几天。若怀孕 8~12 周出血，则可能和宫外孕或流产有关。下面也汇整了一些原因。

宫外孕

是指受精卵着床在子宫以外的地方，最常见着床处是输卵管，宫外孕若未及时发现，可能会危及生命，发现后应尽早手术治疗。

葡萄胎妊娠（也称妊娠滋养细胞疾病）

这是类似胎儿异常组织生长在子宫内的情况。有可能是癌症。

流产

是指胎儿无法健康存活而导致自发性流产，胎儿组织可能完全或不完全排出子宫外。

前置胎盘

若在怀孕12周以后有阴道出血，可能存在前置胎盘的问题。胎盘长在子宫下段，可能部分或完全覆盖在子宫颈上方。前置胎盘可能导致严重胎盘出血，会危及母亲或胎儿生命安全，所以严重前置胎盘则需行剖宫产，以免造成胎盘出血。所以若先前接受剖宫产、子宫开过刀、前胎发生前置胎盘、吸烟妇女须特别注意。

早产

怀孕37周之前，会有少量的血，这是怀孕后期黏液栓掉下所导致的问题。

胎盘早期剥离

胎盘和子宫壁分离所产生的问题。胎盘早期剥离对母亲和婴儿非常危险。

子宫破裂

从先前剖宫产疤痕处裂开。需要紧急行剖宫产。

产后大量出血

可能是子宫收缩不良，或有胎盘残留在子宫里。

更年期后的异常性出血

妇女 45 岁以上，若开始有不正常阴道出血，则可能表示月经周期不规则，您可能接近更年期。特别提醒停经一年以上的妇女，有阴道出血是不正常的，应就医。前述育龄妇女中所提及的子宫与阴道病症皆有可能导致异常出血，就连老年性阴道炎也有可能会有出血现象喔。

寻求专业医疗协助才是最正确的方法

有上述问题不要害羞，应立即就医，尤其是异常大量出血、出血过多导致虚弱、不明原因发烧或下腹痛或上述症状更严重或更频繁。出血问题可轻可重，不管它由是什么原因导致的，都应尽快就医检查。如果是癌症，则也需要早诊断及治疗，才能预防更严重的问题。

门诊医生通常会先根据患者的症状、病史、生理期、性生活和避孕方式等问题寻找线索，再通过内诊、抽血或尿液检查、B超等方式找出病因对症下药。若所有方法皆无效，则更年期妇女可考虑采用子宫内膜去除术或子宫切除术。

健康女人爱自己

刚开始使用避孕药或子宫内避孕器的头几个月，可能会引起异常阴道出血，一段时间后，大多数妇女的症状即能消除。门诊时遇过一位妇女反映在性行为后，她先生有"出血"现象。内诊检查后，发现原来是子宫内避孕器移位掉到子宫颈导致先生受伤，随后调整子宫内避孕器即可。建议妇女装置子宫内避孕器后需要每年让妇产科医生帮您确认位置是否正确，以免避孕器已经"离家出走"而不自知。

2-7 习惯性流产让迎接新生命的期待总是落空

正常怀孕妇女可能一生会历经一次自然流产，这些自然流产大多和胚胎异常有关，约有 15% 女性曾经经历过。但有的妇女却是流产概率高，流产次数特别多，不止生理上受折磨，也使心力交瘁。

习惯性流产是如何定义的

有位女性怀孕 4 次，全部都自然流产，染色体检验正常。后来我建议她去看风湿免疫科，结果发现是红斑狼疮，患红斑狼疮的妇女怀孕很危险，她们怀孕后除了容易流产以外，也可能会有血液栓塞和妊娠高血压的风险。

习惯性流产是指连续 3 次怀孕、怀孕 20 周以下所发生的自然流产，1% ~2% 的妇女会习惯性流产。不过，一次流产不代表有生育问题，若反复流产达到 3 次或以上，则需要好好寻找原因，常见原因为大家整理如下。

子宫先天异常

有些妇女的子宫先天异常，如，单角子宫、双角子宫、子宫中隔等，容易发生习惯性流产。不过，子宫先天异常不见得引发习惯性流产，有人可以正常怀孕直至分娩。有人随怀孕次数增加，正常怀孕的概率在增高。如果想要积极地治疗，则可以进行手术整形。

子宫后天异常

1. **子宫内粘连**

   做过子宫刮搔术导致内膜粘连，常见症状是手术后月经量变少，可服用雌激素或手术去除粘连。

2. **子宫肌瘤**

   位于子宫内膜下的肌瘤使女性每次月经来临时，都会造成腹痛及血块，并导致一再流产，可手术摘除肌瘤。

3. **子宫颈闭锁不全**

   是指怀孕妇女在怀孕14~16周之间，在没有子宫收缩的预兆下，子宫颈自发性扩张，胎膜和羊水囊掉入阴道，导致胎儿流产，大多发生在子宫颈做过电烧、锥状切除术、多次人工流产手术或前胎生产导致子宫颈裂伤等。此时若没有尽快施行子宫颈环扎术，则很容易造成破水，而使胎儿娩出。预防方法是下一次怀孕到3个月时就直接施予子宫颈环扎术，并避免提重物。

染色体异常

家族中先天性畸形的病史妇女、习惯性流产概率约有三成，可针对已流产的胚胎做染色体检查。

激素异常

常见于甲状腺亢进或低下、多囊性卵巢、孕酮不足的妇女，可针对原发疾病做治疗。

自体免疫异常

红斑狼疮、多发性内分泌系统异常流产率较高。针对原发疾病做治疗即可以有效防止流产。

健康女人爱自己

除了上述的原因外，其他因素例如，环境激素、环境污染、化学毒素、放射性物质及空气污染、精神压力、免疫疾病等，也都可能造成习惯性流产。

2-8 药物流产可不是吃了几颗药就没事了

自从药物流产 RU486 上市之后，许多年轻女性认为药物流产方式较人工流产方式简便且不伤身体（不用刮除子宫胚胎），但如果你真的这么认为那就大错特错了。

选择药物流产，追踪观察不可少

药物流产方式并非吞几颗药就安全了！应该说人工流产方式和药物流产各有优缺点，应视每位女性的身体状况、怀孕周数、胚胎位置才能有定论。更何况，药物流产和一般流产一样，会有疼痛和出血问题。

某日，一位女大学生因阴道大量出血、腹痛、脸色惨白来至急诊，一问之下，才知道她先前服用 RU486，来院时照 B 超发现，胚胎还好好地躺在输卵管内（宫外孕），我们赶紧送她进去手术室手术，才使此病人免于大量失血。

另一个案例是某位女士服用 RU486 后，我和她约好 2 周后见面，目的是想确认胚胎是否已流产完全，这位妇女觉得自己身体状况还算不错，只是阴道有滴滴答答的小出血，所以 2 周以后并没有准时复诊，一个月以后因腹痛回门诊，B 超一照，看到一团东西在子宫里面，看起来像发炎组织，紧急帮她做子宫刮搔术后，才恢复健康，吃完 RU486 一定要按照医生所嘱咐的时间复诊，否则不是人人都能像那位小姐一样幸运，少数妇女发炎的组织会产生坏死，甚至引发败血症，造成生命危险。

孕妇切勿自行购买服用流产药物，请与医生讨论后再做定夺

妇女们在自行验孕后，仍须到医院进一步确认怀孕的周数与胚胎着床位置，千万不要轻易地从药店、网络购买药品自行服用！医生会使用 B 超确认妇女怀孕周数在 49 天以下，也就是怀孕 7 周，并且确认胚胎是在子宫内，才能同意使用 RU486。否则容易造成不完全流产（胚胎尚有部分组织留在子宫内）或宫外孕等。在国外，药物流产可容许到怀孕 9 周，不过随着怀孕周数增加，其流产效果则会减少。

RU486 可抑制孕酮继续分泌，促进子宫收缩，使胎盘和子宫内膜分离，使受精卵无法在子宫内着床及生长，同时软

化子宫颈，使胚胎及其相关组织容易排出（孕酮可帮助胚胎着床，让有流产出血现象妇女安胎用的）。服完 RU486 后，需在院内观察 1 小时，服药后 36~48 小时，回医院来服用前列腺素药物，并留在医院观察，服用前列腺素药物后 4 小时，许多妇女开始会有恶心、呕吐、腹痛（子宫收缩的疼痛）、头晕、腹泻及阴道出血（症状不一），大多数妇女可以顺利流产，有人回家后，仍会持续出血 1~2 周，有些妇女腹痛相当严重。若您觉得自己是个怕痛的人，则选择 RU486 前可要三思！

用药后的后续追踪与检验

因为不是所有妇女都一定会百分之百完全流产，所以在服药后两周必须复诊，让医生确认胚胎已流产完全并且没有并发症，如果仍有残存胚胎组织于子宫内，则可能需要再做"子宫内真空吸引术"将残存胚胎组织吸取干净，防止大出血和子宫内膜炎，并且还可能抽血测量 β hcg 浓度，以排除不完全流产或葡萄胎的可能性，其他如有大量出血（如，每小时需更换一个到多个卫生棉）、剧烈腹痛、发烧到 38℃ 应立刻回院治疗。使用药物流产期间避免服用含酒精食物和阿司匹林药品以免造成出血量增加。药物流产后因为激素改变，可能会有一些忧郁反应（人工流产后亦同），如果您有此症状超过 2 周则应就医。

流产后 6 周之内应会有下次月经来潮，若超过此时间，则应就医。至少 2 周内不要有性行为，当有性行为时，应立即避孕。

药物流产和怀孕后自然流产一样，胚胎组织和血块会从子宫排出体外，所以症状雷同于流产，第一次怀孕和怀孕周数越大的妇女，其症状越明显。症状可能包括恶心、呕吐、腹泻、发冷、发热、头痛、头晕、疲倦等。

不能使用药物流产的怀孕妇女

哪些孕妇不能使用 RU486 做药物流产呢？除了前面提及的怀孕 7 周（49 天）以上，还有像是 RU486 过敏者、被诊断有疑似宫外孕或是未确认的卵巢肿瘤者。另外，超过 35 岁、有烟瘾者，或是有肾功能衰竭、肾功能不全、肝脏疾病、肾脏疾病、心脏疾病、控制不良的高血压、呼吸系统疾病、出血性疾病、严重贫血、遗传性皮肤疾病等，以及已装置子宫内避孕器的妇女，都不能使用药物流产。

这么说，选择人工流产会比较好吗

人工流产是将子宫颈扩张和刮除子宫内膜和其胚胎组织的

外科手术，整个过程 10~15 分钟（需要配偶同意，未成年人需征得父母同意）。

确定怀孕并且没有麻醉风险，如果因有些理由无法继续怀孕，则可以选择人工流产手术。手术时会请您躺在手术台上（需像妇科检查台将双脚打开），过程中会扩张子宫颈，再使用抽吸管抽吸子宫内胚胎及相关组织，手术中会全身麻醉，让您减少害怕和疼痛。手术后会先塞纱布于阴道内，两小时后再自行拿出即可。

人工流产也有手术并发症的风险，像是子宫颈损伤、子宫或肠穿孔、大量出血、发烧、感染、腹部疼痛、子宫内粘连，导致不孕都有可能会发生。

RU486 和传统人工流产差异比较

	药物流产	人工流产手术
方式	口服 RU486 留院 1 小时。36~48 小时后回院服用前列腺素。服完前列腺素后留院 4 小时观察。	手术时间 10~15 分钟。
可施行周数	5~7 周。	5~12 周。
正常回院次数	2~4 次。	1~2 次。

	药物流产	人工流产手术
流产后不适	恶心、呕吐、腹泻、发冷、发热、头痛、头晕、疲倦。	术后轻微疼痛。
严重并发症	大量出血、未被诊断之宫外孕所造成的出血休克。	子宫穿孔。

健康女人爱自己

一旦服用 RU486 后仍无法流产，也不能继续怀孕了，因为有研究指出 RU486 会引起胎儿畸形。

2-9 当胎儿没有出现在母亲体内准备好的"婴儿床"上

正常怀孕过程是卵巢排出卵子，卵子会在输卵管与精子相遇，进而结合成为受精卵，进入子宫内继续长大成为胎儿。约有 2% 妇女的受精卵不会进入子宫而跑到其他地方长大，如，卵巢、输卵管、子宫颈、阴道等，这种情况便称为"宫外孕"。

是什么因素导致宫外孕

所有宫外孕中，约有 99% 着床在输卵管，因为大部分造成宫外孕的原因是输卵管曾受过损伤，让受精卵卡在输卵管受伤处，使之无法进入子宫内，也有些宫外孕找不出原因。

而造成输卵管受伤的原因可能是子宫内膜异位症（长在输卵管附近），输卵管曾经发炎过，或是手术造成输卵管有疤痕组织。另外，人工受孕、抽烟、输卵管先天异常或是曾经有过宫外孕都有可能。也有罕见的案例是由子宫内避孕器造成的。

宫外孕简图
当受精卵着床在子宫外的位置便称作宫外孕。

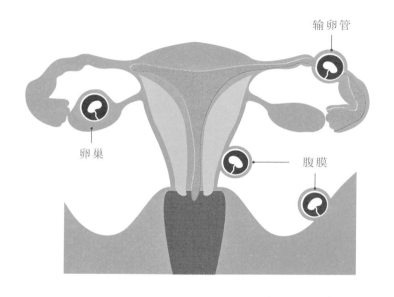

输卵管

卵巢

腹膜

宫外孕的症状其实就跟怀孕类似

一般正常怀孕的症状，如，月经过期、恶心呕吐感、乳房胀痛等，宫外孕的妇女也同样会有相同的症状出现。待怀孕6~8周后，严重的宫外孕症状会出现，如，阴道出血、下腹部疼痛甚至是尖锐痛（或腹部某一侧疼痛）、反射痛（肩膀、颈部、直肠疼痛，因大量出血造成刺激，使疼痛反射到他处）、头晕、休克等。

要确认是否为宫外孕，医生会通过内诊观察子宫和卵巢是否出现压痛、子宫肿大现象，或是采用抽血、B超，或是利用腹腔镜做检查。

如果你的月经周期都是28天，约莫怀孕5周时会看到胚囊，但临床上每一位女性的周期不一样，再加上月经周期和心情、压力有关，所以一般我们会和病人约在怀孕8周复诊检查一次，由于宫外孕大多在怀孕8周时被发现，此时持续长大的胚胎会使着床处被撑大，造成大量出血，这种情况下胚胎也无法继续生存下去。受精卵附着在子宫以外的地方都非常危险，需要紧急治疗！

发现宫外孕时该如何处理

治疗方向端看输卵管是否破裂以及怀孕周数大小，如果输卵管怀孕小于3.5厘米、怀孕周数小于6周，血液 β-hCG浓度小于15 000mIU，或许可以使用药物治疗，使胚胎不再生长进而萎缩，如，甲氨蝶呤（Methotrexate，MTX）。这种药物治疗可以避免手术风险，且更容易保留生育能力，这种药品原用于癌症的化疗药，所以肌肉注射完以后，会有恶心、呕吐、消化不良、腹泻和掉头发等不适。不过，也有少数妇女治疗不完全，最后仍需手术治疗。

手术治疗是将胚胎摘除，如果输卵管破裂，则在手术过程中可能会切开或摘除输卵管和卵巢，这样容易造成输卵管形成疤痕组织，容易产生下一次宫外孕的问题。若您不需再保留生育能力，则手术治疗比药物治疗效果更快。手术方法首选小切口的腹腔镜，如果出血很严重则会采用腹部切开手术。治疗方式取决于宫外孕位于什么位置、怀孕周数、是否已造成出血（若已出血，则一定需要手术），重要的是如何避免输卵管受到外力破坏。

术后有什么须留意的事项或是并发症

宫外孕手术治疗后使输卵管部分或完全切除或受伤，导致下次怀孕不易或再发生宫外孕，必须等待 3~6 个月后再尝试怀孕。如果采用手术治疗切除输卵管，还是有另一边输卵管可以排卵，如此一来仍有怀孕机会。宫外孕的原因若是因为盆腔感染所致，则须好好地将感染治疗好，才能增加怀孕概率。

什么是葡萄胎

葡萄胎是胚胎不正常的组织，怀有葡萄胎会有早期怀孕的症状，此时会有像水泡状囊肿，那是发育不全的胎儿及胎盘，这些水泡长得像葡萄粒一样。发现葡萄胎须立即治疗并确保组织已被去除干净。发生原因主要是胚胎异常。

葡萄胎容易发生在 35 岁以上妇女，曾有过葡萄胎怀孕史，或有过流产史，以及缺乏胡萝卜素（维生素 A）的妇女。

葡萄胎早期症状像正常怀孕，如，恶心呕吐、子宫肿大、卵巢肿大等，其他特殊症状像是阴道出血或有葡萄组织的阴道分泌物流出、子宫比正常大，或有骨盆不适、严重的恶心和呕吐、甲状腺亢进症状，例如，紧张、疲累、心跳快、流汗。

葡萄胎的治疗主要是以真空吸引将葡萄胎清除，若合并化学药物治疗，可减少 70%~80% 持续性绒毛膜疾病。并且定期追踪绒毛膜指数，指数正常后一年内须避孕，以免无法分辨怀孕与复发。

化学药物治疗并不会影响将来的怀孕能力。不过，绒毛膜指数大于 10 万、子宫变大、卵巢超过 6 厘米的妇女，将来变成恶性肿瘤（绒毛膜癌）的概率较高，所以应该给予预防性化学药物，否则易造成转移性绒毛膜癌。

察觉"好朋友"的暗示——
生理期问题篇

生理期是宣告女性可以繁衍下一代的象征，是女孩迈向女人的证明，也宣告了人生未来40年内，每个月它都将与你会面。话虽然如此，但并非每次相聚都一帆风顺，有时不免暗潮汹涌，令自己苦痛难耐。但只要学会如何照顾自己，听得懂它的暗示，你就能轻松度过生理期，让彼此和平共处，"月"来越顺利。

3-1 为什么有些女生没有痛经，有些却总是痛到受不了

女性进入青春期，生理期便会定期来访，每个月的那几天，肚子都闷闷的，还伴随着恶心与酸痛无力。但为什么每位女性的感受都不一样，严重的痛经更让人不得不吃止痛药，睡也睡不好，白天也只能请假在家休养。

为什么会有痛经

每逢生理期间，女性的子宫壁内会产生前列腺素，导致子宫收缩而产生疼痛，除了腹痛以外，也可能伴随症状，像是下背痛、腿部疼痛、恶心、呕吐、腹泻、头痛、易怒。有严重痛经现象的妇女可能是她对前列腺素较敏感或是前列腺素分泌的量较一般人高，所以妇女也可能会有呕吐、腹泻、头痛现象，疼痛与症状也比他人更严重。而痛经主要分为两种类型：原发性痛经和继发性痛经（或称续发性痛经）。

原发性痛经

原发性痛经是月经来潮前开始到来潮的第 1~3 天所出现的不适感，妇女会感到下腹部疼痛、绞痛或背部疼痛、腹部压迫感、臀部、下背部及大腿内侧疼痛。疼痛的程度从轻微到严重都有可能，也有人会感觉到头痛、恶心、头晕、腹泻或便秘与抽筋，有些女性在生完第一胎之后便不会有痛经的感觉。

继发性痛经

继发性痛经（或称续发性痛经）主要是由盆腔内疾病所引起的，包括子宫肌瘤、子宫内膜异位、子宫肌腺症等，其疼痛感和年纪增长、疾病变化有直接关系，这些疼痛开始于月经周期的初期。

造成继发性痛经的几种病症与说明

子宫内膜异位

子宫内膜组织长到子宫以外的地方，例如发生在卵巢、输卵管，甚至是肠子，导致月经来潮时疼痛，可以通过药物或手术来治疗。

子宫肌腺症

子宫内膜组织长在子宫肌肉层内，多半发生在 30 岁以后的女性，发病原因不明，可能和怀孕、分娩或外科手术造成子宫内壁受伤有关系。有此问题的女性还有月经过多、严重痛经的问题。

卵巢囊肿

卵巢囊肿是滤泡未释放成熟卵子或卵巢内的液体未被释放出来，液体变多形成一个功能性卵巢囊肿，多数功能性卵巢囊肿没有症状，少数病人的囊肿会产生破裂、扭曲或出血，甚至是骨盆腔感染。

子宫内避孕器造成

女性若装置了子宫内避孕器，在初期几个月可能会导致严重痛经，如果疼痛感持续或不减反增，则可能需要考虑选择其他的避孕方式，才能改善严重的痛经。

其他像是先天性的阴道、子宫颈异常或过于狭窄也都是造成严重痛经的元凶之一。

缓解疼痛的方式

若想缓解痛经，则最快速有效的方法是服用止痛药。一般来说，医生会开一些非类固醇抗发炎止痛药（NSAIDs）就可以有效缓解月经疼痛的问题。最好从月经开始前一天或月经一来时就立刻服用。如果仍无法缓解疼痛，则可再服用对乙酰基酚类药物（如普拿疼），不过建议您和医生讨论后再使用这些止痛药，虽然这些药在一般药房都能买得到，但还是有一些禁忌与副作用，最好不要在未和医生讨论下就自行购买服用，例如，年龄未达 20 岁的女生不要服用阿司匹林以避免瑞氏综合征，严重的话可能会造成脑部损伤或危及生命。

日常缓解痛经的其他方法

除口服止痛药以外，还有其他缓解疼痛的方法，下面列出来提供给大家参考一下。

1. 放松痉挛的肌肉：只要能放松肌肉就都行，如放个热水袋或电热毯在腹部或洗温水澡。喝点暖和的红糖姜茶。
2. 如果是子宫后倾的妇女可以做膝胸卧式（跪着趴在床上，胸部贴在床上），或将膝盖弯起来靠近胸部，也可帮助背部减压和缓解疼痛。
3. 避免刺激性和冰冷食物，尤其是含咖啡因的咖啡、茶、可乐、巧克力等。
4. 避免食用过多甜食（如巧克力）：甜食能使体内血糖迅速提升，虽然有短暂减轻疼痛的功能，但食用完毕，血糖被代谢掉，心情又会跌到谷底。
5. 营养的摄取：综合好几份临床医学研究，可以改善痛经的营养物质有维生素 B_6、维生素 B_1、维生素 B_{12}、维生素 E、维生素 D、镁、鱼油、抗氧化食物。

健康女人爱自己

曾有病患表示会有严重痛经，且在性行为后阴道有少量出血，打了止痛针也没用，由于是在黄体期，因担心她有黄体破裂的问题而帮她照 B 超，经确定发现是黄体破裂以及腹腔内出血，紧急施予腹腔镜手术处理。经过手术治疗后，应等下次月经过后，才能再有性行为，有时黄体破裂和性行为太过于猛烈有关，也请多加留意。

3-2 "好朋友"常常不准时，或是久久来一次该怎么办

每逢生理期到来，相信女性朋友无不希望时间过得快一点，赶快结束这段闷痛又不干爽的日子。若是好朋友都准时来访，则至少先做好身心准备，与它和平共处。但要是它老是不准时，或是久久才来一次，不只日子过得小心翼翼，也要担心是不是自己身体出了状况。

女生限定的健康雷达

老天爷十分眷顾女性同胞哦！看到这里，一定有不少读者发出了抗议与不屑之声，总之先听我分析完，再抗议也不迟吧。

人体所有的器官男女性多半都相同，女性具有"限定"的器官，像是子宫、卵巢、阴道。当它们生病的时候，会发出一些信号来通知你们，例如用腹部疼痛或异常出血的方

式来警示。门诊时常听到许多女性提到她的月经问题，例如月经太早来、太晚来、一个月来两次或几个月来一次、月经量太多或太少……相信读者已经头昏眼花、晕头转向了。所以才说老天爷真的很眷顾，女性"限定"的器官有问题，绝大多数都会有信号！

月经周期因人而异，定期规律就算是正常

女性的卵巢排卵过程图示：

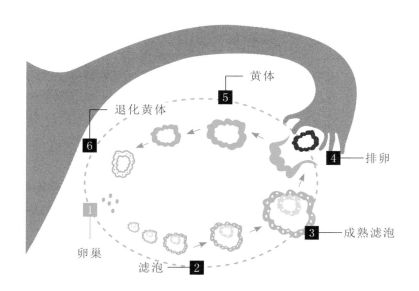

女性受激素（孕酮）的影响，每个月刺激卵巢排卵并使子宫内膜变厚一次，这是为了怀孕做准备，帮受精卵铺上软绵绵的床，只要这次周期没有怀孕，孕酮会渐渐减少，子宫内膜就会剥落，从阴道排出来，然后结束这次的周期，这就是我们所看到的月经。小女孩 11~14 岁开始可能会有初次月经，直到女性约 50 岁进入更年期，月经会慢慢结束。

月经周期的起止时间算法是从月经来潮的第一天算起到下一次月经周期，例如这个月月经是 4 月 15 日来第一天，来了 6 天结束，也就是 20 日结束，然后在隔月 16 日来第一天。如果每次月经来访的时间都是如此，就表示月经周期是 31 天。并不是所有妇女的周期都是 28 天，有人周期长，有人周期短。周期短到 21 天，长到 35 天都是可以接受的范围。月经来潮的时间在 2~7 天都是可以接受的范围，不过大多数女性在 3~5 天会结束，每次月经量 20~60mL 之间。

月经不规则也分正常跟不正常

导致月经不规则的原因实在五花八门，有些妇女甚至是以为阴道出血就是"月经乱来"！其实月经不规则有时是正常现象，有时则是异常问题！那什么叫作"正常"的月经不规则呢？每位女性不是都应该会有规律的月经周期吗？

其实不然，常常看到一些妈妈们很紧张地带着她们十三四岁的初中小女生来门诊，妈妈们觉得小女生应该在 12 岁有月经，但左盼右盼就是等不到女儿的初潮。其实每位正常的女性初潮的时间是不一样的，大多数小女生会在 11~15 岁之间迎接初经，少部分小女生会在 11 岁前或 15 岁以后来月经，换句话说，就算是相同年纪的女生，也不能要求她们有相同的高矮胖瘦啊！月经来潮需要有足够的女性激素才能引发月经，所以我常常和妈妈们说，等小女生长大，就像是等一道美食佳肴，急不得的！

小女生还在发育

小女生初潮来了以后，也不见得月经每个月会乖乖地准时"到站"，可能来过一次之后，又等了 3~4 个月才来，这样的情形约持续 2 年的时间才会规律，因为小女生的月经通常是无排卵性月经，和她们的生长激素、女性激素尚未达到平衡有关，所以对小女生来说，经期不规则有可能是好事一桩哟，因为这表示生长激素还能让她的身高有"成长空间"。

排卵性出血

还有一种正常的月经不规则被称为"排卵性出血"，月经的量有时多有时少，有时 1 个月来 2 次，这是因为激素浓度下降后，子宫内膜剥落造成排卵时出血，此时服用避孕药维持子宫内膜的稳定度，即可有效地解决这个问题。

更年期来报到

除了初潮的小女生有"正常"的月经不规则以外，另外一个族群就是接近更年期的熟女了。40岁以后的女性，孕酮的量逐渐降低，使得月经周期间隔时间会拉长一点，越是接近更年期，月经周期会越久。

如果就诊的女性在45岁左右，此阶段的女性会开始进入更年期前期，进入更年期前，女性的激素浓度（雌激素和孕酮）开始降低，使得月经周期开始变得不规则，如果女性有一年都没有月经则可称为更年期。有些妇女有轻微的更年期前期症状，有些则有严重的睡眠问题或身心问题，此时会抽血检查确认激素浓度，若太低则可以确定进入更年期。

刻意过度的减肥、节食、贪食或过量的运动

过度的减肥、节食、暴食或过量的运动会使激素紊乱，使卵巢功能异常导致月经不规则或变少，只要及时将过度的行为矫正回来即可。

药物副作用

有些妇女因为一些免疫疾病需要服用类固醇，这些药物会造成月经异常，不过这些药物不能随便停下来，需与内科医生配合。

如果上述病因都不是造成您月经周期异常的原因，您可能需要检视您的生活是否因事业、学业承受压力，不妨参加一些旅游活动、瑜伽、普拉提课程或任何可以让您放松的课程。

海洛因、可卡因、安非他明、大麻等会造成女性月经紊乱，需要寻求专业人员协助戒毒。

月经不规律的主因

种类	原因	解决方法
尚在发育中	青春期女孩尚在发育，内分泌与激素尚未到达平衡。	约莫两年，周期就会规律下来。
排卵性出血	激素浓度下降后，子宫内膜剥落造成排卵时出血。	可以服用避孕药维持子宫内膜的稳定度。
更年期	更年期女性的激素浓度（雌激素和孕酮）开始降低。	月经来的频率会越来越少，直到完全停经。
饮食不正常、运动过度	激素紊乱影响生理期。	调整正常作息即可。

种类	原因	解决方法
药物副作用	因类固醇等药物造成生理期不规律。	需与医生讨论协商对策。
压力因素	职场、学业或其他因素的压力，导致心理影响生理。	适当减压，排解压力源。
药物滥用	吸食毒品影响人体健康。	寻求专业人士协助戒毒。

也可能是你怀孕了而不自知

一位 35 岁的妇女主诉月经不规律，我初步会询问是否有性行为，只要曾过有性行为，第一个闪过的念头就是是否怀孕。我们应先验个孕，但是我常常遇到许多妇女斩钉截铁地说"没有""不可能"，但基于"办案"的敏感度还是会请妇女验个孕——事后证明她怀孕了啊！恭喜您！也恭喜我！毕竟怀孕和没怀孕的检查及治疗完全是两回事！可马虎不得！所以这位妇女是怀孕而不是月经不规则。

一般看诊时，医生会针对求诊病人的叙述与症状采用下列几种方式帮病患者找出月经不规律的原因。

1.B超：检查阴道、子宫、卵巢是否有病变。

2.病理检查：将可能病变的组织取出进行检查。

3.子宫刮搔术：此手术会将子宫颈扩张并将子宫和子宫颈内组织取出进行病理检查。

3-3 | 青春少女为何迟迟等不到"好朋友"来报到

少女的初潮多介于 11~14 岁，有些小女孩营养较好，可能来得更早一点。但若是初中要升高中的女生，日常饮食睡眠都正常，发育看起来也很健康，"好朋友"却迟迟不上门，原因在哪里？

不是"好朋友"不上门，而是门被关起来了

有一次门诊来了位 16 岁的小女生，她说从小到大没来过月经，常常有腹痛现象，但观察她已经出现第二性征，如胸部已经发育，有阴毛、腋毛，唯独月经还没来，经过外阴部检查发现阴道口有一个鼓鼓的、蓝色半透明球状膜。进一步 B 超检查发现子宫、阴道里有大量的积血。这是由处女膜闭锁造成的，这个问题处理起来很简单，只要拿刀在处女膜上轻轻划一刀，经血就会"喷"出来。而有许多青年医生不知此"喷泉"的厉害，常常在划刀的那一刹那，

书生瞬间成关公、白袍变成红嫁衣的窘样！

处女膜在哪里呢？它位于阴道和阴道前庭的交界处，在阴道口有一层像薄膜般的组织，称为处女膜，处女膜厚度一般在 2mm 左右，处女膜上通常有一个小开口，经血可以通过它流出来，每位女性处女膜呈现的厚、薄、软、硬、膜孔皆不相同。处女膜目前看起来没有特殊功能，但是它的处女膜孔可让经血流出，此张薄膜闭锁没有开口的话，从少女时期就会有月经未出现，而且伴随有腹痛现象。

大量积血可能会造成其他问题

由于子宫内有大量积血和阴道积血，因此经血可能会逆行到输卵管，少数女性会因此出现腹腔内子宫内膜异位症和骨盆腔粘连的问题。另外，大部分处女膜闭锁的问题仅限于阴道或处女膜的异常，她的内分泌（激素）功能是正常的，除非她还合并有其他染色体上的问题。

一般来说，处女膜闭锁是女性生殖道阻塞异常最常见的问题，处女膜闭锁症的原因，可能是母亲怀孕前三个月接触化学药物、抗生素、有机溶剂等物品，导致胎儿发育异常。这个问题在儿童时期不容易被发现，有时候处女膜闭锁和阴唇粘连、阴道粘连很难区分，所以须找到有经验的妇产科医生做详细评估，才能对症治疗。如果经妇产科医生检查后确为处女膜闭锁，可借外科手术予以切开处理。

健康女人爱自己

通常女生在 15~16 岁时，发现月经一直未来且腹部有鼓鼓胀胀的感觉，还有盆腔疼痛，甚至是周期性腹痛、排尿困难（小便排不出来、断断续续排尿）、便秘等，才会来妇产科。所以各位妈妈们，记得关心一下宝贝女儿的"好朋友"，不要因为害羞不敢询问，觉得不舒服才来医院。

3-4 过多的分泌物与异味，曾令你烦恼不已

当私密处分泌物过多，或是产生异味，相信没有一个女生能够感到自在，一方面因为不够干爽，一方面又怕异味被人发现，但其实是你身体所发出的求救信号。如果只是想用香水盖过异味，而不去正视问题，恐将危害健康哟！

别让卫生用品成为危害健康的凶手

曾经有一位妇女到我的门诊主诉阴道有异味，并有少量出血，不过，出血的是妇女的先生，后来帮她检查发现确实有浓浓的异味，咦！好像有个"异物"，用镊子把它夹出来才发现是卫生棉条。原来这位妇女忘了此事，而她先生是被棉条的棉线给弄伤的。后来帮这位妇女消毒子宫颈及阴道，就可以回家，我还叮嘱她记得向老公赔不是。

棉条放在阴道过久容易产生"毒性休克综合征（TSS）"，这是一种多症状组合而成的疾病，通常由金黄色葡萄球菌引起，发生率为1~17/100 000/年，虽然少见，但却可能致命。尤其是在少女与30岁以下妇女较常见。主要症状包括突然发烧（通常高于38℃）、呕吐、腹泻、肌肉酸痛、低血压、晕眩、皮疹合并脱皮现象、角膜炎、咽喉炎、阴道炎等。预防方法即是减少使用卫生棉条的时间，改用卫生棉。

从分泌物的颜色与气味及早发现疾病的前兆

造成影响阴道分泌物异常的原因：

诱发原因	详细说明
药物	长期使用抗生素、避孕药或类固醇，导致免疫力降低，细菌得以侵犯。
疾病	盆腔炎、盆腔手术、子宫颈癌、糖尿病、性传播疾病、阴道感染（最常见）。
生活习惯	使用阴道灌洗、刺激性香皂、乳液、泡泡浴。
年龄	更年期时阴道壁薄、干燥、萎缩。

女性有阴道分泌物是正常的，分泌物由阴道和子宫颈腺体分泌，能将妇女生殖道坏死的细胞及细菌带离，所以它有

清洁的功能。正常分泌物大多是清澈、黏液状或稍微混浊，然而分泌物的量、味道、颜色会因女性处于不同时期（如排卵期、怀孕期、哺乳期）有不同的表现。如果妇女们发现分泌物的颜色、气味变得和以往不一样，并且阴道有疼痛或瘙痒的感觉，则需就医治疗。

当阴道和外阴部有感染发炎，常见症状包括分泌物异常、异味、阴道口瘙痒、性交时疼痛、排尿疼痛，也有些妇女没有以上症状。而造成阴道炎的原因可能和细菌、念珠菌、病毒、阴道乳膏、阴道喷雾剂，甚至是内裤上的化学残留物有关。了解阴道感染的原因才能对症下药，也让妇女知道如何保护及保养自己，下列举出最常见的阴道感染的问题。

霉菌感染

霉菌感染最常见的菌种是念珠菌，它是女性最常见的阴道感染疾病，一般来说，不会经由性交传染。霉菌存在于我们的口腔、消化道、阴道内。感染后，阴道分泌物会呈现厚厚、白色乳酪状，阴道和外阴部出现红肿、灼热、瘙痒和性交疼痛等症状。常见的治疗方法是使用药膏、阴道塞剂等方法。

哪些族群比较容易受到霉菌感染

1. 抗生素治疗身体疾病，使抗生素抑制体内有益菌在生殖道和肠道的功能，使自身免疫力下降，霉菌增生，而产生感染问题。

2. 妇女患有糖尿病却未好好控制血糖，糖分在阴道的分泌增加，也容易使阴道发炎。

3. 怀孕期雌激素增加造成阴道内酸碱不平衡，使霉菌容易繁殖造成感染。

4. 口服避孕药使妇女雌激素增加，使得阴道变薄，易造成感染。

5. 免疫系统疾病、甲状腺或内分泌疾病、使用类固醇都会增加霉菌感染的机会。

预防霉菌感染的日常保健

首先就是避免使用肥皂清洗外阴部，但可使用 pH 值介于 3.5~5.5 的女性专用清洁剂清洁外阴部。有些女性习惯使用阴道灌洗液，但此举会造成阴道酸碱值不平衡，反而易造成感染，若非使用不可，则需选用不含消毒液或药品的产品。其他像女性阴部除臭剂、香水，要避免内含导致过敏成分，这些会破坏阴道酸碱值，容易造成感染，最好别用。

平时穿着透气棉、麻或丝质内裤。在气候潮湿、闷热的地区，内裤应尽可能地曝晒，若无适当阳光杀菌，则可以使用吹风机的热风吹到干燥再穿上，并避免穿着过紧、不透气的裤装。避免长期使用卫生棉、卫生棉条，若必须使用，则需要约 2 小时更换一次。以淋浴取代泡热水澡、温泉。平时减少熬夜，饮食均衡，少吃刺激性食物。

如果经常性反复阴道发炎就需要到内科就医，要是患有糖尿病，则需治疗才能改善霉菌感染的问题。一般的感染多半用药膏治疗即可，如果是反复感染，则可能需要口服药 10~14 天，然后维持每周一次，为期 6 个月。

细菌性阴道炎

细菌性阴道炎主要是细菌感染使阴道 pH 值上升，分泌物变多。主要由性交而被传染，常见于多重性伴侣或有抽烟习惯的妇女，使用不洁的马桶也有可能被感染。多数妇女没有不适的症状，如果有症状，则可能包括阴道瘙痒、疼痛，分泌物呈现白色、灰白色或黄色，带腥臭味，排尿的时候有疼痛感。

细菌性阴道炎容易导致盆腔炎，容易导致怀孕妇女早产。治疗细菌性阴道炎的方法包含药膏、阴道塞剂或口服药。

滴虫感染阴道炎

有一对泡完温泉回来的夫妻前来就诊。太太阴道痒、阴道分泌物有臭味，帮她做抹片检查发现是滴虫感染。滴虫感染阴道炎大多是通过性行为传染的疾病，通常在性交被感染后的 5 天到 4 周之间发病，它是由阴道毛滴虫引起的感染问题，最常见于性病感染者或有多个性伴侣的妇女。

男性和女性都可能被感染，在男性方面的感染症状包括有阴茎疼痛发炎、分泌物、排尿或射精后的灼热感。女性方面的感染症状包括有黄绿色带泡沫状且有强烈气味的分泌物、阴道瘙痒和疼痛、排尿疼痛、性交疼痛、腹痛。怀孕妇女感染滴虫，可能导致早期破水、早产等。滴虫感染会增加被传染艾滋病的机会，所以要尽快就医。

对滴虫感染，进行阴道及分泌物的显微镜检查，阴道子宫颈可看到红点，一旦确定是滴虫感染可以口服甲硝唑药物，服用此药应避免怀孕，治疗期间必须暂停性生活，您的性伴侣也必须同时治疗，直到痊愈。预防滴虫感染可于每次发生性行为时都使用避孕套并维持单一性伴侣。

披衣菌阴道炎

披衣菌阴道炎是通过性行为传染的疾病，通常在性交被感染后的 1~3 周内发病，大多数妇女没有症状，所以不易发现。男性和女性都可能被感染。男性方面的感染症状包括阴茎灼热和瘙痒、前端有清澈（或浑浊）分泌物、睾丸疼痛和肿胀、排尿疼痛。女性方面的感染症状包括阴道周围瘙痒或灼热感、分泌物可能有异味、月经之间出血、腹痛、发烧、排尿疼痛、性行为疼痛。

披衣菌感染需服用口服抗生素，性伴侣也必需一起接受治疗 1~2 个星期。严重感染的话，可能需要住院治疗，注射抗生素等。如果没有迅速治疗，则女性容易造成盆腔炎、输卵管炎、不孕；若延迟治疗则可能导致宫外孕、早产、新生儿失明、新生儿肺炎。可能导致男性患非淋菌性尿道炎、附睾炎、直肠炎。

非经传染的阴道炎

非经传染的阴道炎大致上有两种：过敏性阴道炎、萎缩性阴道炎。一般症状有瘙痒、灼热，可能没有阴道分泌物。

过敏性阴道炎

常见原因可能是使用刺激性含香精的香皂、清洁用品、洗衣精、柔软剂、阴道喷雾剂、灌洗液或杀精剂等物品所造成的过敏，甚至在临床上看过有妇女使用卫生棉会过敏而改用卫生棉条。若有此情形，则可以观察看看，最近是否使用不同以往的新产品，如果是如此，可能就需要停用。

萎缩性阴道炎

萎缩性阴道炎发生在更年期、手术切除卵巢，缺乏女性激素的妇女，此时阴道会呈现干燥、阴道壁变薄、瘙痒、疼痛甚至性交疼痛。这种情形可以使用口服雌激素、含雌激素药膏或植物性阴道凝胶来减缓不适。市面上有一种阴道凝胶，每周使用两次可以使阴道保持一些滋润度，这些琳琅满目的产品妇女们可以参考看看。选用弱酸性、女性专用清洁液，可避免使用肥皂或沐浴乳所造成的干燥。

健康女人爱自己

其他通过性交传播的疾病，包括单纯疱疹病毒和人类乳突病毒感染，也会引起阴道炎。有上述疾病的女性患者在治疗病症时，也要留意是否有阴道发炎的情形发生。

3-5 更年期不是病，但却要细心呵护

更年期是生理从青壮年慢慢进入老年的正常进程，就好比介于儿童与成人之间的青春期一样。虽然更年期症状是自然现象，但若已严重干扰生活品质，就需要治疗，所以有任何不舒服的现象都应尽早就医。下面的解说可以让你更了解如何让自己舒适健康地度过更年期。

如何确定自己是不是进入更年期了

更年期的定义是指一年内完全没有月经，大部分女性会在50岁左右进入更年期，不过每位女性有不同情况，若女40岁就进入更年期，则应尽早就医，查明原因。

什么原因造成更年期呢？主要是因为雌激素和孕酮下降，降低到足以影响月经周期不规律，一直到一年之中完全没有月经后，就是停经的开始。停经后，雌激素降低造成骨

质流失、阴道干燥、尿频或漏尿、皮肤变薄。在更年期的征兆出现后，一般女性会经历 2~8 年时间。而症状持续多久以后才会进入停经，因人而异。

更年期症状众多，每个人都不太一样

更年期症状不见得全部会出现，有些妇女只有少数症状或没什么症状，症状持续一段时间后到停经时，许多症状会获得改善或消失不见。到了停经后，就可以享受没有月经及不必担心怀孕。下面举出常见的更年期症状，供女性朋友参考。

月经周期改变

月经周期一下长一下短，有时大量出血，有时又没来月经。更年期大量出血可能是正常现象。但也可能是由疾病、感染、怀孕所造成的，所以有此现象需就医。

热潮红与盗汗

这是更年期妇女最常见的症状，常会突然间满面通红，尤其在晚上最常发生。热潮红原因尚不明确，可能与血管在皮肤表面扩张降温有关。症状是瞬间满脸通红、汗水直流（盗汗），由于急速出汗会立刻降温，所以有些妇女会在热潮红之后产生心脏加快或颤抖。白天和夜间都可能出现。盗汗常发生在晚上热潮红后，会有出汗及心跳加速的现象，经常造成失眠、疲倦。

生殖系统改变

因雌激素变少，导致阴道上皮细胞萎缩，无法制造出大量乳酸以维持阴道酸性，使阴部缺少酸性保护，导致阴道干涩、阴道感染增加（瘙痒）。更年期雌激素和睾酮降低，使妇女性交疼痛、性欲下降，对抚摸变得不敏感。供应阴道血流减少也会影响阴道润滑，引起阴道过于干燥造成性交疼痛。不过，也有一些妇女因为不用担心怀孕而性欲增加，让她们可以放松享受。

心脏功能老化

心跳快速或不规则、心脏冠状动脉疾病、心肌梗死、卒中、心绞痛逐渐出现。

身体机能退化

可以渐渐感觉得到身体的机能有在退化，例如，头痛、记忆力衰退、眼睛干涩、视力大不如前、肌耐力变差、皮肤干涩没弹性、牙齿脱落、牙龈疾病等。

泌尿系统老化

膀胱变得不易受控制，有尿频、尿急、尿失禁问题，尿道萎缩，尿道感染概率增加。

情绪转变

心情会容易感到负面的情绪的影响，感觉郁闷、低落、焦虑、易怒、情绪不稳、疲倦、无力、虚弱。

医学上是如何检测更年期

年届更年期的妇女朋友想确定自己是不是进入更年期，可去寻求专业咨询，医生通常会先询问是否有上述提及的更年期症状，了解月经的周期是否规律，有没有受到其他疾病的影响。或是通过抽血检验，以及采用阴道 B 超检查子宫内膜是否萎缩。

另外，像是抽烟、素食、BMI ≤ 25 的妇女容易较早进入更年期，也有少数妇女因为早发性卵巢功能衰退，卵巢切除术，腹部或骨盆经由化疗、放射线治疗，切除或采用放射线治疗脑垂体，而提早停经。自体免疫疾病，如，红斑性狼疮、类风湿关节炎、硬皮病等这些都需要医生专业的确认。

日常中如何纾缓更年期的不适

出现更年期症状即是提醒您新生活的开始，您需要对身体做一个总体检，尤其是心脏、癌症、骨质疏松检查。是否治疗，则看更年期症状是否影响日常生活并造成您的不适，首先我们可以试试一些自然、自疗的方法。

健康饮食

补充钙和维生素 D 强化骨骼，多摄取低脂奶（补钙）、鱼类、水果、蔬菜、豆类、高纤谷物和面包。戒烟、减少刺激性食物的摄取，像是含有咖啡因、酒精、辣的食物。也可与医生讨论服用复合维生素 B 和维生素 E。另外可摄取黄豆（含大豆异黄酮）、山药，以代替服用雌激素药物，但要改善潮热红、盗汗以及减缓骨骼疏松问题，大豆异黄酮服用量一定是不少的，所以有乳房、卵巢和子宫相关癌症家族史者服用前需和医生讨论，当然我还是建议食用天然食物，如豆浆、黄豆。

适当运动

简单的负重运动、骑自行车、游泳、跳舞，减轻体重，可保护心脏，促进骨骼强壮，扫除阴霾，改善心情。若有热潮红，可通过静坐、瑜伽、冥想、学习腹式呼吸来舒缓症状，也可排解内心压力。

日常照顾

请避免接触太烫的水，使用弱酸性清洁品洗澡，以免因皮脂腺分泌少，造成皮肤容易干痒，擦些温和的乳液。视力会较过去模糊，可能有老花眼，行走时要注意，并配戴适当的眼镜。

平日应常饮水，每天做"骨盆底肌肉"运动（或凯格尔运动），有尿频、排尿困难、尿失禁等问题，应到妇产科诊察，以了解病因，确认原因后才能给予正确的治疗。

可以使用熟龄女性专用的阴部肌肤清洁保养品以减缓阴道干痒、瘙痒。性交时可使用水溶性阴道润滑剂减轻疼痛。性行为时可以用水溶性润滑剂，不要使用凡士林，因为凡士林会增加细菌的生长。市面上有阴道保湿剂，它有一管状物，可以通过此管状物将保湿剂推入阴道内，可使阴道保持湿润。也可以使用阴道式雌激素药膏治疗，或口服激素。另外您也可以通过按摩、牵手散步、两人共进晚餐等来增加亲密感。

也可选择通过与中医生咨询，利用中药调养身体。若停止月经未达一年，您还有可能会怀孕，所以需要继续避孕。

如果还是很不舒服，有药物能帮得上忙吗

使用雌激素或雌激素合并孕酮的药物治疗更年期症状是目前较为常见的药物治疗。激素药物治疗可以减轻更年期症

状的不适，如阴道干涩、失眠、情绪低落、热潮红、盗汗，并改善骨质疏松、大肠癌和黄斑变性等问题。

如果在 40 岁以前已将卵巢切除，您需要服用雌激素，否则您会提早有更年期的不适，并且增加骨质疏松的风险。当停止服用激素时，更年期症状会再回复，然后在数个月至一年之间症状逐渐减少。

2013 年"妇女健康关怀倡议"（WHI）发表一份使用激素药品对女性的影响，结果发现，激素药品可提升妇女生活品质，改善热潮红、失眠、阴道干涩、性生活品质等。但WHI 研究也指出有其他不良影响，无论是使用激素处方用药或非处方药（如大豆异黄酮）须留意下列疾病，应特别小心。

尿失禁

口服激素可能会增加尿失禁。但有许多妇女泌尿学学者认为阴道式激素药膏治疗对于轻微尿失禁和阴道干涩有改善。

卒中

WHI 认为口服激素会略增加卒中概率。但有些学者认为在停经初期使用低剂量激素卒中概率较低。而且研究显示，使用雌激素治疗，发生冠状动脉疾病概率较同年龄妇女（50~59 岁）减少。

静脉血栓

所有研究都认为口服雌激素会影响凝血功能，所以会增加静脉血栓的概率。而高龄、吸烟和肥胖也会增加静脉血栓的风险。

胆结石

使用雌激素的妇女罹患胆结石的比例略高于不使用者。

卵巢癌

使用雌激素 5 年以上的妇女罹患卵巢癌的比例略高，约 4%。已经子宫切除、子宫内膜异位症者不建议使用雌激素治疗。

乳腺癌

根据 WHI 研究结果显示，乳腺癌发生率并不高（增加比例＜0.1%，和抽烟与肺癌相比低很多）。如果只使用雌激素则乳腺癌发生率降低，不过，有些学者持不同看法。对于停经妇女更年期问题已严重影响生活品质，而且乳腺癌风险不高即补充激素约 5 年。若停经超过 10 年，则不建议使用激素。

大肠癌

WHI 和多数研究者都认为激素治疗（单一雌激素治疗或雌激素＋孕酮）可以降低罹患大肠癌的概率，尤其是雌激素合并孕酮合并使用者略胜一筹。

失智

WHI 和多数研究都认为单一雌激素或雌激素合并孕酮治疗都会提高罹患失智的概率，尤其是超过 65 岁的妇女。

使用激素可能会出现的副作用

1. 乳房胀痛、乳房密度增加。
2. 不规则点状出血。
3. 每月出血。
4. 水肿。
5. 头痛、头晕。
6. 肤色变暗。
7. 血液凝块和卒中。

综合上述的结论，有几点建议给想要选择用药物改善症状的妇女朋友。

建议 1

如果妇女发生心脏疾病、卒中、血栓和乳腺癌的概率不高，可以考虑服用激素，以保护骨头预防骨质疏松。

建议 2

停经超过 5 年的妇女服用激素的危害大于益处，应请医生帮您评估，无论使用哪一种激素治疗，建议采用能让您改善症状的最低剂量，用药时间尽可能缩短最少，每年需重新评估一次。激素治疗并非绝对可以预防心脏病，您应该改变生活形态、增加运动，注意胆固醇和血压。

建议 3

子宫还在的妇女需要使用雌激素合并孕酮，因为它可以使子宫内膜每个月剥落，保护子宫内膜，降低子宫内膜癌的概率，若切除过子宫，则通常不需要合并孕酮。

建议 4

无论您要不要服用激素都记得定期检查身体（乳房自我检查、乳房摄影检查、乳房 B 超检查），不是所有服药的妇女一定会罹患疾病，也不是未服药的妇女一定健康没烦恼！

建议 5

更年期后缺乏女性激素，使得身体机能快速地走下坡，忧虑、烦恼无法解决问题，身体不适应尽快向专业医生咨询，不要忍耐，忍过头则可能一定得吃药、开刀才会好！

建议 6

好好规划新人生，将更年期视为迈向新人生的一个开始。

健康女人爱自己

本篇提及的 WHI 针对更年期妇女使用激素的研究中，有 70% 的妇女年龄在 60 岁以上，停经甚久，临床上很少给予 60 岁以上妇女口服激素治疗，多数是因阴道干涩或轻微尿失禁给予阴道激素药膏局部使用。实际上，门诊中刚停经（50 岁左右）、身体不适来求治妇女占多数，所以，以此研究论定药物会增加心血管疾病、失智和卒中有失公平！毕竟这些疾病和年龄有相关性。

那些永远不想遭遇到的
健康大敌——
性病与癌症篇

不论是男女，若是得了与生殖器相关的传染病，很多人直觉反应都是由多重性伴侣与滥交造成的，造成患者害怕被贴上标签而迟迟不敢就医，但就算是从未有过性行为也可能感染这些疾病。另外妇女们最怕听到的恶性肿瘤与癌症，我也将在本章替大家说明相关的成因、治疗与护理。

4-1 | 预防梅毒，妇女朋友请从枕边人的预防做起

奇怪！性传播疾病不是自己要先预防吗？为什么这边却跟大家说要先从枕边人预防做起呢？因为临床上要看到病人因梅毒感染而出现症状的现象实在少之又少，大多数的妇女是因为常规的产检或体检项目中有"梅毒"这项，经过抽血以后才赫然发现自己染上梅毒，而且问起来大多是经由先生传给太太的。

古老的性病——梅毒

梅毒是一种通过性行为接触（包括口交和肛交）、输血等途径而传染的疾病，如果身上有伤口，直接接触到梅毒患者的精液、血液、阴道分泌物、其他黏膜分泌物或体液，都可能会被传染。主要是发生在 20~35 岁之间的青壮年身上，而且男性患者多于女性。

梅毒可借由"溃疡"传播出去。有些溃疡很难被识别出来，即使患者已经传染给他人了，自己可能还不知道他早已患梅毒了。梅毒会造成关节炎、脑部损伤、失明，只要能及时诊断（抽血检查即可）和治疗，就可以治愈，但治疗过晚，可能对心脏和大脑将造成永久性损坏。

不过，梅毒不会因为共用马桶、游泳池、热水浴缸、澡盆、共用衣服或食具而传染给他人。由于梅毒是经由性行为传播的，避免多重性伴侣及安全性行为才是王道！现在各式各样的家庭派对不胜枚举，新闻常常都会看到中学生或大学生因为好奇，有了唯一一次不安全的性行为就染病了，希望各位妇女也要提高警觉才好。我们来看看梅毒的分期，希望妇女能提高警觉。

各阶段梅毒，症状与反应都不一样噢

初期梅毒

一旦被传染后，梅毒的潜伏期 10~90 天，刚开始会在生殖器（男性阴茎、女性阴道）或嘴巴周围出现一个到多个溃疡，但这些溃疡质地较硬，而且也不会痛。即使你不去管它，6 个星期以内也会愈合。但别急着开心，那不代表你的病好了，而是它即将变得越来越严重！

第二期梅毒

当被传染后 6 周至 6 个月内，手掌、脚掌会出现皮疹，可能持续 1~3 个月，有些像红豆的疹子，会出现在腹股沟，也有些会在口腔内产生白色斑块，另外，还有类似流感的症状（如，头痛、倦怠、恶心、发烧、肌肉关节疼痛），体重减轻，颈部、枕部、腋部的淋巴结肿大、变硬、不痛。

第三期梅毒

感染后 3~7 年便进入第三期梅毒，此期传染性较弱，主要在皮肤、表皮组织以及骨骼肌肉组织有"梅毒肿"，虽然传染性较弱，但不表示就可以放任不管。若此期仍未接受治疗，则心脏、大脑、神经、眼睛、血管、肝脏、骨骼和关节可能会被破坏，最后将成为永久伤害，如，瘫痪、痴呆、耳聋，甚至是死亡。

没症状不代表没事，因为梅毒正默默地危害身体

梅毒有时会进入潜伏期，处于休眠状态，没有症状，这个阶段可能有数月到 20 年不等。不过，因体内的梅毒螺旋体还存在，所以它对身体仍会持续破坏，尤其是它会造成神经系统的损坏，可能会造成头痛、呕吐及视盘水肿等现象。

梅毒的预防除了避免多重性伴侣与使用避孕套之外，还要留意不要使用油性润滑液，像是婴儿油或凡士林，因为油

妇产科医生写给女人一生的健康书

126

性润滑液会使避孕套破损，一点也不保险。要是伴侣有梅毒，请暂停性行为，即便是有避孕套，要是溃疡伤口扩大，也可能经由其他的地方传染。

预防先天性梅毒，别让小宝宝刚出生就染病

现在怀孕的妈妈都会接受产前梅毒检查，因为先天性梅毒指的是由妈妈垂直感染胎儿，胎儿会在手掌及足跟出现水泡、长得像老翁、色素沉着斑、梅毒性秃发、梅毒性甲床炎、黏膜斑疹及梅毒性鼻漏、梅毒性假性麻痹，轻触婴儿会大哭。如果不赶快治疗，婴儿会发育迟缓、癫痫发作，严重的话还会死亡噢！

救己也救人，带上你的另一半赶快就医吧

如果发现自己可能罹患梅毒，应尽快就医，经过抽血即可得知是否感染梅毒，并且同时接受艾滋病毒筛检。梅毒和艾滋病一样也有潜伏期，所以，应配合医生所告知的时间再抽血检查一次。梅毒治疗的方法是口服药治疗，但请不要自行购买，以免延迟治疗。治疗期间须完全停止性行为，直到感染痊愈。患有梅毒的性伴侣也应立刻检查或治疗。

上战场一定要做好防御措施，但并不是戴了钢盔就能保佑你平安返乡。避孕套的保护力是有限的，就算事后做外阴部冲洗、性交后多喝水、多排尿或是做阴道灌洗，全都不能预防性传播疾病。

4-2 那边长青春痘？你搞错了！那是生殖器疱疹

私密部位也是肌肤，当然也会有长青春痘或是毛囊炎的可能，但有时若出现一颗颗的小痘痘，就得留意是不是生殖器疱疹噢！

终生感染的疾病——疱疹

有位女性说她在大阴唇、小阴唇附近摸到像青春痘的东西，医生帮她内诊的时候非常痛，甚至在阴道出现溃疡现象，在妇产科看诊多次，一直都是拿阴道塞剂治疗，当我告诉她是生殖器疱疹时，她怀疑是先生传给她，由于生殖器疱疹只要得过就有可能再复发，所以不知道是哪一位传染给她的，最重要的是配合医生的治疗！

生殖器疱疹是一种终身病毒感染的疾病，通过性接触，病毒会留在神经通路。待某些情况（压力、疲劳），病毒会沿当时传播的神经通路再次发病。

生殖器疱疹是通过性行为传播的疾病，通常是单纯疱疹病毒-2型（HSV-2，又称生殖疱疹）或单纯疱疹病毒-1型（HSV-1，又称口腔疱疹）所引起的，大多数生殖器疱疹是由单纯疱疹病毒2型引起的，它会造成生殖器、臀部、肛门的感染。口腔疱疹会导致口腔或唇周围溃疡（有时称为唇疱疹）。

单纯疱疹病毒1与2型的差异比较

疱疹类型	俗称	症状
单纯疱疹病毒-1型	生殖疱疹	发生在生殖器、臀部、肛门的感染。
单纯疱疹病毒-2型	口腔疱疹	口腔或唇周围溃疡与感染。

有些妇女来就诊时，她问我是否确定她得的是"单纯疱疹病毒-2型"。虽然这一定会很尴尬，但除非当事人愿意透漏，您和伴侣纯粹是上面的口对口，还是上面的口对下面的口，不然老实说，我也难以断定。

生殖器疱疹的潜伏期可短可长

生殖器疱疹的潜伏期可能是几天到几个星期，也可能是几个月到几年。刚开始的症状是生殖器有无痛、无痒的红疹，再来会有刺痛感，生殖器、肛门、直肠的小水疱破裂变成疼痛难耐的溃疡，如果水疱长在尿道内，排尿时就会感到非常疼痛，也会有一些类似流感（头痛、背痛、疲倦、发烧或淋巴肿大）的症状。怀孕妇女得了生殖器疱疹，疱疹病毒会传给胎儿，可能导致严重的感染问题，可能需要剖宫生产。

虽无法根治，但可获得良好的控制

生殖器疱疹无法根治，服用抗病毒药物 7~10 天后可以抑制病毒生长、减少传染他人的风险，还能改善症状的严重程度和持续时间，而且药物安全，不过在疲劳、生病、压力大、手术、创伤、经期、性交等时期极有可能复发。

这些时候，身体免疫功能很难抑制病毒的活跃，所以会再发病。发作时除了吃药或擦药，还有其他方法可以减轻您的不适，例如下面所述。

1. 充足的睡眠。
2. 注意清洁卫生。

3. 服用止痛药。
4. 冰敷疼痛处。
5. 温盐水坐浴，一天两次（500毫升温水加上1/2茶匙盐）。
6. 穿宽松的裤子保持通风。
7. 避免接吻、口交、碰触溃疡。

另外，提醒一下，请勿随意在药店买药。曾有病患在外面药店买了几次药，一直都没有改善问题，最后变成蜂窝性组织炎，住院打了好几天抗生素才挽回一命，千万不要拿自己宝贵的性命开玩笑！毕竟，和药师说有颗"痘子"长在下面，要对症下药还真需要乱枪打鸟，奉劝各位女性朋友，健康比尴尬重要，还是要让医生看一下吧！

坦承面对、据实以告、积极治疗才是最好的方式

因为多数患有生殖器疱疹的人，并不知道他们被感染，所以需询问您的性伴侣是否曾得过其他性传播疾病，是否有多重性伴侣。这些问题虽然很尴尬，也可能不会获得真正的答案，但请诚恳地和另一半沟通吧，因为这些都是很重要的问题。若对方患有唇疱疹不应与其口交，唇疱疹也会感染到生殖器，也请尽可能做好安全防护措施。

健康女人爱自己

可通过抽血检查是否有生殖器疱疹，但因一般抽血是检验是否有其抗体，若抗体是阳性，没有产生症状，则是不需要治疗的，但须要注意身体健康，当免疫力下降时可能就会出现症状。

4-3 当生殖器长出了莫名小肉芽，可能就是尖锐湿疣

许多人曾被感染尖锐湿疣，却没有症状，曾经我有个产妇在怀孕后期得了尖锐湿疣，在她来医院待产前的产检，外阴部没有任何病征，到她来医院待产时才发现，当下只能给予剖宫产，以免影响宝宝。

尖锐湿疣

尖锐湿疣是因为感染人类乳头瘤病毒（HPV）所导致的性传染病，外形有颗粒突起，长得像菜花。潜伏期 2~6 个月，大部分的病人感染初期都没什么症状，有些妇女是自己摸到一颗小突起，或是在定期做抹片检查时被医生发现，这些颗粒突起会越来越大，越来越多。之后会因为外伤出血，若长在尿道，则可能发现突然排尿不顺。甚至有妇女不敢就医治疗，尖锐湿疣长满整个阴道，阴道原有的皱褶都不见了。

尖锐湿疣是因为性行为传染的，而不只限于发生在生殖器

记得一位女性来看诊，表示她在肛门口摸到一些突起物，请她上内诊台，检查外阴部和肛门处，外阴部没有病灶，肛门口周围确实有好几颗突出物，那是尖锐湿疣，但我实在百思不得其解，怎么只有肛门有，阴部却没有任何"东西"。因为这和她的治疗有密切的关系，所以只好问她性行为是如何发生的，她才向我表明她和另一半因怕怀孕都采肛交。所以这证明尖锐湿疣是只要有性行为就会传染性接触的传染病。

感染人乳头瘤病毒不见得有症状，它可能导致子宫颈癌、阴茎、肛门病变。人类乳头瘤病毒（HPV）可以经由性交和口交接触生殖器的皮肤、黏膜、体液而被传播出去。

只要耐心治疗便能妥善控制病情

若感染尖锐湿疣，医生一般会使用电烧、激光、药膏涂抹患处、口服药治疗。这些治疗只能治疗这些突出物，无法根治人类乳头瘤病毒（HPV），这个病毒一旦染上将永久在体内，而且此病毒有很多型号，可能这次是感染 HPV 6，下次是 HPV16。

如果被感染人乳头瘤病毒，则建议每年做子宫颈抹片检查。若有异常细胞变化，则会做阴道镜检查观察子宫颈、阴道是否有癌症病变。若接种HPV疫苗，则感染率就会降低很多。

健康女人爱自己

不是所有的HPV病毒都会引起及疾病，只有高危险HPV 16和HPV 18，才可能引起子宫颈癌。HPV 6和HPV 11，导致尖锐湿疣。最近研究也显示HPV病毒会导致咽喉癌和鼻咽癌，大家不可不慎啊！

4-4 人人闻之色变的艾滋病

艾滋病曾被誉为是世纪绝症，时至今日，人类仍然在寻找治愈它的方式。受到艾滋病毒感染后不会马上发病，它有一段潜伏期，可能很多年以后才会发病，目前艾滋病不能被治愈，只有尽可能地延长生命。

艾滋病并非单纯的一种病症

HIV 是人类免疫缺陷病毒（Human Immunodeficiency Virus, HIV），或称为艾滋病病毒，也就是后天免疫缺乏综合征（acquired immune deficiency syndrome, AIDS），病毒会让人的抵抗力受到破坏，免疫机能降低，所以病毒、细菌、霉菌、原虫导致的疾病，在正常情况下不该受感染，而此时会被感染，这种情形称为伺机性感染。

我们的身体有一种白细胞称为"CD4"（又称 T 细胞），这种细胞可以抵抗外来物，当艾滋病病毒进入体内后，造成CD4 数值变低，尤其是 CD4 数值小于 200 时，艾滋病患者会更容易生病。

当人体的免疫防御网络出了大洞

感染有艾滋病病毒初期会出现下列症状：流感症状（头痛、疲劳、喉咙痛、发烧、肌肉酸痛）、肠胃道症状（恶心、呕吐、腹泻）、身体有红色不痒的皮疹。接着开始感染带状疱疹、口腔感染酵母菌（即鹅口疮），女性有阴道酵母菌感染或盆腔炎、持续发烧、夜间盗汗、疲倦、消瘦、颈部、腋下、腹股沟腺体肿大等。出现上述问题尚有人未就医，直到发生罕见疾病或症状，如卡波西肉瘤（一种皮肤瘤，皮肤或口腔内有暗紫色斑点）、真菌（霉菌）感染、脑部和脊髓肿瘤（造成心智改变或头痛）、肺部感染（肺孢子菌肺炎引起呼吸困难）、不明原因出血、痴呆、营养不足、慢性腹泻等。

各式各样的细菌、病毒都可能造成艾滋病患者受到伺机性感染，如，不安全性行为，共用针头或有血液接触，食用未清洗过的生食，接触污染的土壤、水、动物粪便，处于细菌多的地方（医院、学校）。常见引起伺机性感染的细菌有念珠菌（口腔咽喉或阴道真菌感染）、隐型孢子虫病、巨细胞病毒、新型隐球菌（引起真菌性脑膜炎）、单纯疱疹、弓浆虫、结核病……

除了性行为，艾滋病也可能通过其他途径传染

艾滋病病毒可借由血液、精液、母乳进入他人血液中，可以通过破损的皮肤、口腔、肛门、阴茎和阴道传染，也可以经由母亲在怀孕、生产、哺乳过程中将给病毒传给胎儿。通常共用针头者（如，注射毒品、文身）、不安全的性行为（未戴避孕套）、输血等都可能被传染艾滋病。不过，一同使用杯子、餐具、电话、公共浴室和泳池不会被传染。

抽血检查HIV病毒抗体，就可以知道是否被感染艾滋病，不过这些抗体的产生需要2~8星期，甚至需要6个月。现在有许多医院可以匿名抽血。检验结果如果呈阳性则是感染艾滋病病毒。建议每位成年人可以借由健康检查时抽血筛检一次，尤其是有多重性伴侣、共用针头以及孕妇都应检测。

对抗艾滋病目前所能采取的有效对策

对艾滋病最重要的是预防，下列几项是我们的叮咛，请好好保护自己及你所爱的人。

1. 永远都不要和他人共用针头（吸毒）。
2. 尽可能避免多重性伴侣。
3. 对于不安全对象，若要从事性行为（口交、阴道性交、肛交）应使用避孕套。
4. 如需使用润滑剂需使用水溶性的，油性润滑剂易使避孕套破掉。

目前没有药物可以完全治愈艾滋病，目前使用的"鸡尾酒疗法"（药物治疗），可以延缓疾病变化，甚至可以阻止艾滋病继续发展。"鸡尾酒疗法"是使用几种不同抗HIV药物类型的组合，由于它有副作用，如，恶心、腹泻、多梦睡不好、皮疹等，所以要按时服药不容易，但若服药不规律，则可能使病毒改变，产生抗药性。开始服药后应按照医生建议时间复诊以便监测病毒情形，才能了解药物是否有效。

艾滋病患者预防伺机性感染

摄取足够营养（所有食物需煮熟，不饮用未经高温消毒的奶制品，注意刀、砧板的清洁）、规律运动、充分休息和缓解压力，抽烟者应戒烟。所有个人物品应准备好，不和他人共用，避免传染给其他人。和医生讨论是否接种疫苗预防疾病。注意宠物的粪便可能有病菌，如有宠物，则清理粪便需戴口罩及手套。接受并按时服用抗艾滋病病毒药物。

在台湾，艾滋病患者中，男性占了93%以上，女性则占了6%以上。在2005年以前，高达九成的患者是受性行为传染的。但随着药物滥用的盛行，间接造成共用针头比率增加，现今因药物滥用而感染艾滋者已经超过了五成。例如，新闻中常听见的性爱派对经常伴随药物滥用，这样染上艾滋病的概率更是大大提高，希望你做个聪明的女性，少接触为妙。

4-5 发生在阴道与阴道周边的癌症

癌症人人害怕，人体器官大同小异，男女都有概率发生，唯独生殖系统男女大不同，女性的更为精密，包括子宫、卵巢、输卵管、子宫颈和阴道。这几处都有机会会出现癌症细胞，本篇就先从阴道与阴道周边的癌症谈起。

不常见但还是有机会发生的外阴癌

外阴癌其实很罕见，只占全身恶性肿瘤发生概率中的 1% 而已，会发生在大阴唇，可能和人类乳头病毒（HPV）感染、不良的卫生习惯导致长期发炎及年纪增加有关，可能的症状包括肿块、压痛、出血、瘙痒。这是一种罕见的疾病。

曾经有位病人来门诊，陈述阴部很痒，不过特点是从年轻就有这个问题，到现在已经快 60 岁了，这几十年来看了数十位医生都是给她塞剂和霉菌药膏擦，当这位病人来我门诊时，外阴部已经角质化产生白斑症，产生白斑的地方已经有流血现象，这是外阴癌，必须通过手术来治疗了。

治疗方式是依病症的范围来做决定的

一般而言，手术是最常见的治疗方法。但是治疗方法须看外阴癌是否扩散，或扩散到何处，再决定做什么处理。可能的治疗方法如下：广泛性（根治性）局部切除、外阴切除术、外阴根治术、淋巴结切除、放射线治疗、化学治疗。

局部切除术

1. 广泛性局部切除术

切除肿瘤及其周围正常组织。

2. 根治性局部切除术

切除肿瘤及大量正常组织，甚至包括腹股沟淋巴结。

外阴切除术

切除部分或全部外阴。

外阴根治术

切除外阴，含阴蒂、附近组织、淋巴结。

可能需要切除子宫颈、阴道、卵巢、膀胱、直肠、结肠、淋巴结等。

利用放射线杀死癌细胞。

使用口服化学药物或注射癌症治疗药物，阻止癌细胞生长。

发生概率同样较低的阴道癌

阴道癌的癌细胞在阴道形成，在妇科恶性肿瘤中占1%~2%，也是少见的肿瘤，只能期望妇女早期发现问题，早期就医，由医生进行准确的病理检查，确定癌细胞种类，再选择适当的治疗方式，其治疗效果通常不错。

阴道癌的患者通常是因为阴道疼痛或不规则出血、月经不规则、性交时疼痛、感觉阴道有肿块、骨盆疼痛等，经过检查才发现的。医生若对病情有怀疑则会通过内诊观察阴道、子宫颈、子宫、输卵管、卵巢、直肠，或做子宫颈抹片，收集子宫颈（阴道）表面细胞，以及另用阴道镜检查，阴道镜内有放大镜和刮匙，可检查阴道和子宫颈异常问题，并采集组织检查。

治疗方法与外阴癌类似，须依据癌细胞是否扩散或扩散到何处来决定，发病初期利用手术（广泛性局部切除术）、放射治疗即有良好效果。其他还有阴道切除术、盆腔脏器切除术、淋巴切除术。

健康女人爱自己

曾经有个病人得了子宫颈癌，当时开刀后追踪了10年都没有问题，后来在一次例行的子宫颈抹片检查发现她阴道有异常，经过切片检查发现是阴道癌，阴道癌和子宫颈癌是否相关？刚刚提到阴道癌的癌细胞在阴道形成，所以这是阴道本身病变。

4-6 定期检查能帮你及早发现子宫癌变

还记得前面提过的吗？乳腺癌目前已跃升女性癌症发生率的首位，而被挤到第二名就是宫颈癌。就算已经离开头号杀手的"宝座"，但还是高居第二名的位置，女性朋友一定要严加预防！

谁是诱发宫颈癌的元凶？

当年还是住院医生的时候，我在夜里值班接到一位 18 岁的年轻女性，反映阴道有一团烂烂的东西掉下来，但异常出血已经很久了，病人看起脸色苍白，经过内诊、子宫颈抹片检查、B 超检查、核磁共振摄影及血液检查发现病人有严重的贫血，宫颈癌第 4 期。为什么一位 18 岁的年轻女性会罹患子宫颈癌第 4 期？我询问她的历史，才知道她从初中开始抽烟、喝酒且有多重性伴侣，性生活也没有采取任何防护措施，阴道异常出血很久都没理会，这些种种的

"不在意""轻忽""不会是我"的心态，让她的花样年华停止在 20 岁！

宫颈癌主要是由人乳头瘤病毒（HPV）引起的，是一种性接触传染病，HPV 病毒除了可以引发宫颈癌，还可导致其他疾病，如尖锐湿疣，多重性伴侣或是抽烟都会增加罹患宫颈癌的风险。被感染 HPV 很多年可能都不见得有症状，这也是为什么我每年都会提醒妇女做子宫颈抹片检查，这样可以在细胞变化成癌细胞前先发现它。它的症状会有阴道不正常的出血、性交时出血与疼痛，与一般的生殖系统疾病的症状很类似，因此初期多半被忽略，等到患者无法忍受时就医才被发现。

抹片检查一定要记得做，千万别嫌麻烦

有的妇女每年都做子宫颈抹片检查，传统的子宫颈抹片检查仅有六成准确率，我们看传统子宫颈抹片检查报告时，1 级表示正常，2 级是发炎，3 级是更年期所致的老化萎缩的细胞。有的妇女子宫颈抹片检查结果是"发炎"，建议可以做人乳头瘤病毒（HPV）检查和电脑抹片检查以提高准确度，（电脑抹片检查和传统抹片一样，只是多使用电脑将杂质洗掉，让病理科医生更好检查）。检查结果是"发炎"的话，一般都会先使用阴道塞剂做治疗，治疗后 3 个月后可再做一次抹片，若结果相同，则可以做阴道镜来确认问题。

妇女的宫颈癌报告有一个"CIN"的名词，代表着子宫颈内上皮病变的程度与指标，若看到这个名词，则表示将来很容易变成宫颈癌。它共分三期：CIN Ⅰ、CIN Ⅱ和CIN Ⅲ。如果是CIN Ⅰ，就会请妇女暂停性行为，避免熬夜，或是做冷冻疗法（使用冷冻法杀死不正常细胞）、激光手术（使用激光杀死不正常细胞）、电烧异常细胞等。CIN Ⅱ、CIN Ⅲ则会使用手术方法将子宫颈组织切除。而宫颈癌的治疗方式跟一般癌症无异，是通过手术切除、药物治疗或放射治疗。

宫颈癌可通过疫苗预防 HPV

要预防宫颈癌，除了安全性行为之外，戒烟也能降低发生率，并建议只要有性经验的妇女朋友每年都做一次抹片检查。国外已将接种年龄扩展到45岁女性，但我们鼓励也可让9~26岁仍未有性经验的女性朋友尽早接种疫苗来预防宫颈癌。因为宫颈癌是经由HPV人乳头瘤病毒所引起的，所以可通过HPV疫苗来预防感染人乳头瘤病毒，以减少宫颈癌的风险。目前有两种宫颈癌疫苗，下面为大家解说一下之间的差异。

四价 HPV 疫苗

适用于9~45岁的女性，疫苗所含的人乳头瘤病毒四型（第

6、11、16 及 18 型）所引起的宫颈癌前期或分化不良的病变和癌症、阴道及外阴部癌前期或分化不良的病变、生殖器疣。经研究证实，至少有 5~8.5 年的保护力。施打数为三剂，施打时间为经医生评估后确定接种日、接种后 2 个月、接种后 6 个月。

二价 HPV 疫苗

适用于 10~45 岁女性，预防人乳头瘤病毒（HPV）第 16 型与第 18 型所引起的偶发性及持续性感染、子宫颈上皮内赘瘤及癌前病变，预防宫颈癌。经研究证实，至少有 6.4 年的保护力。施打数为三剂，施打时间为经医生评估后确定接种日、接种后 1 个月、接种后 6 个月。

这两种子宫颈癌疫苗施打后常见的不适有注射部疼痛、红肿、发痒或发烧。且要提醒妇女们，即使接种过疫苗，仍需定期接受子宫颈抹片检查，避免感染其他相关疾病。

雌激素是造成子宫内膜癌的推手

子宫内膜癌是癌细胞长在子宫内膜上，是最常见的子宫体癌，它的症状也跟女性多数生殖器官的疾病一样，会有异常出血、腹痛等。大部分的发生原因是体内有过多的雌激素，造成子宫内膜变厚，使癌细胞生长。也就是说，刚开始子宫内膜会"增生"，增生使细胞快速转变成癌细胞。

当它们繁殖累积到一个程度就会排出阴道外，也就是异常出血，尤其停经后妇女是高危险族群。子宫内膜癌通常好发生于 50 岁以上停经妇女，若能早期发现，治愈率通常不错。

有一位 30 岁的妈妈，2 年前由我接生她的第一个宝宝，最近刚生完第 2 个宝宝，产后，她时不时地出现阴道出血，约莫半年都是这个情形，所以来到门诊。阴道内诊检查正常，B 超底下看到子宫内膜处看起来像是一个硬块，这种硬块大多是息肉，但是为了安全起见，我们还是做个小手术检查一下它到底是什么，出来的结果竟然是子宫内膜癌。子宫内膜癌一般好发于 50 岁以上停经妇女，竟然发生在这位年轻妈妈身上，我和她同感震惊，但我们还是感谢上天眷顾，幸好发现得早，没有扩散，再加上这位妈妈已经生过 2 个宝宝，我们决定将子宫切除。诊断子宫内膜癌的临床检查很简单，但是重点是病人发现身体有异状的时候，是否能尽早就医。

发现早期子宫内膜癌，大多数的治疗方法是子宫全切除，必要时还会将卵巢、输卵管、淋巴结切除。癌细胞若已扩散，手术范围就会扩大。另外还有放射线治疗、化学药物治疗或是使用孕酮治疗抑制癌细胞生长。

体内雌激素过高的女性就可能是高风险族群

子宫内膜癌最大风险是体内有过多雌激素，却没有足够的孕酮去平衡（如某些避孕药或激素治疗）。下面列举其他可造成体内有较多雌激素的情况，有这些情况的妇女朋友应该多注意身体的变化。

体内雌激素过高的女性族群
肥胖（脂肪细胞制造过多的雌激素）。
初经于 12 岁以前来潮。
未曾怀孕过（也包含未曾足月怀孕）。
生产却未哺喂母乳。
曾有过多囊性卵巢。
只使用雌激素未合并孕酮。
55 岁以后更年期。
乳腺癌患者使用激素药物如他莫昔芬。
盆腔做过放射性治疗。
曾患有乳腺癌、卵巢癌、大肠癌。
家族遗传性大肠癌。

当医生怀疑您的症状是异常的，可能会帮您做下列检查。

阴道 B 超

更年期后，子宫内膜厚度超过 8mm，更年期前妇女须看当时卵巢状况才能评估。

子宫镜

检查子宫内是否有癌细胞的存在。

子宫搔刮术

其他

其他像是抽血验 CA-125 指标帮助检查癌细胞是否扩散。静脉肾盂造影，检查泌尿系统（肾脏、输尿管、膀胱）有无异常。腹部和骨盆电脑断层扫描（CT）、腹部和骨盆核磁共振影像（MRI）检查是否有转移的肿瘤。

如何降低子宫内膜癌风险

可参考前面列出的为高危险族群列表，注意多运动、维持体态、健康饮食。建议产妇可以多哺喂母奶，也可减少雌激素。若有家族遗传性大肠癌的病史，则 35 岁以上女性应每年做子宫内膜方面的检查。需使用雌激素药物，请选同时具有孕酮的药物。

健康女人爱自己

建议已怀孕或计划怀孕的妇女性暂不接种 HPV 疫苗，或是接种疫苗期间不要怀孕。若在这期间怀孕，则不需终止怀孕，其他施打未完毕的疫苗，待生产后再继续施打。

4-7 你误以为的肠胃不适有可能是卵巢癌

多数卵巢癌患者发觉身体不适时，通常会有腹胀问题，所以大多都会先到肠胃科看，等到吃一段时间口服药没有改善而安排检查，癌细胞都已经扩散开来。卵巢癌这对女性而言是最无声无息的癌症！

及早发现卵巢癌便能成功治愈

卵巢是位于子宫两侧的腺体，可产生雌激素，也有储存和排出卵子的功能，若有不正常细胞则会发展成卵巢癌。若能早期发现卵巢癌，则治愈成功率高。卵巢癌很容易转移到肠、膀胱甚至是肝脏、肺，所以身为女性的你一定要特别注意！

有位 20 多岁的女性到门诊来，主诉腹胀很久，看过很多肠胃科医生，药吃了都无效，经过肠胃科医生建议来妇产科门诊，我帮这位女性照 B 超发现有一个 20 厘米的巨大肿瘤，随即帮病人安排电脑断层，电脑断层的结果显示病人单侧卵巢看起来像是卵巢癌，另一侧卵巢正常，肚子里没有腹水。我紧急安排手术准备将一边卵巢切除，另一侧卵巢是否正常要看当时病理切片检查结果，结果若是正常就不动它，一切以保命为优先考量，但也请她做两边卵巢可能都需切除的心理准备！手术当天切除那颗大肿瘤，另一边卵巢肉眼看起来是正常的，帮她做一个小切片检查，发现这个卵巢是正常的，所以我们保留这颗卵巢，这位女性现在已经 35 岁，她完成终身大事，也生了 2 个可爱的宝宝呢！真心替她感到开心。

卵巢癌的发生可能跟遗传基因有关

目前，有些学者们认为导致卵巢癌的原因和遗传基因有关，如与 BRCA1 或 BRCA2 基因突变有关。卵巢癌好发于停经后的妇女。卵巢癌症状除了与生殖器官疾病类似的异常出血与疼痛外，还可能会有腹部或背部持续疼痛或绞痛、感到恶心和腹胀、体重变化异常、食欲不振、消化不良、尿频与腹水等征兆。

要确认是否为卵巢癌，医生会通过内诊、子宫颈抹片、抽血、腹腔镜、B 超、电脑断层与核磁共振等检查确认。治疗方式则有手术切除、化学药物与放射治疗。

卵巢癌的高风险族群
有卵巢癌或乳腺癌家族史。
基因（带有 BRCA1 或 BRCA2 基因的妇女）。
有抽烟习惯。
体重过度肥胖。
服用排卵药物（如枸橼酸氯米芬）。
家族遗传性大肠癌。

基因检测可以帮助女性发现自己是否是卵巢癌和乳腺癌高风险患者，如带有 BRCA1 和 BRCA2 这两个基因发生变异，则会增加乳腺癌、卵巢癌、胰腺癌和男性前列腺癌的概率。如果家族中有人先后罹患乳腺癌及卵巢癌，或家族中有两个（含）以上成员在 50 岁前罹患卵巢癌和乳腺癌，则表示自己罹癌风险在年轻时就比别人高，可考虑检查。检查只需要抽一小管血送检即可，但费用相当昂贵。

如果您有很高概率会罹患卵巢癌，在您生完孩子时可以和医生讨论卵巢和输卵管切除，这样可以降低卵巢癌的风险，不过也导致停经和停经带来的风险。这个做法就如同安吉丽娜·朱莉（Angelina Jolie）因带有 BRCA1 及 BRCA2 基因缺陷及家族史，是罹患乳腺癌的高风险者，面对自己有极高概率失去生命、孩子及老公布拉德·皮特（Brad Pitt）的情况下，她接受预防性双乳切除术来降低自己罹癌风险是一样的。若想要预防卵巢癌，则可从改变生活习惯着手、戒烟酒、食用健康食材、保持运动、喂母奶。如果您正好要避孕，就可服用避孕药减少卵巢癌风险，但避孕药会略增患乳腺癌风险，所以请先和医生讨论。

健康女人爱自己

台湾对于 BRCA1 与 BRCA2 基因的研究中，尚未有大量病人研究资料，所以我们不能只依靠是否有家族史来预测妇女的罹癌风险高。但也要提醒妇女，不是带有 BRCA 基因异常就一定会得癌症，所以妇女们应和医生讨论。

4-8 你我都该在日常生活中留意癌症的发生

前几单元我们针对女性癌症提到身体上的个别变化，还有一些症状是需要我们特别注意的，因为它们不会不明不白出现在我们的身体，如果有以下症状，就应尽早就医。

注意身体出现的各种无声警讯

消化系统异常

1. **体重异常下降**

   在没有节食、运动的情况下，体重就自己下降。

2. **莫名腹胀**

   我们不会因为所有的日常习惯完全没有改变而有腹胀问题，最糟糕的问题是它可能是卵巢癌的症状。

3. **吞咽困难**

   平常可以正常吃饭吃面，现在却需要食用软质、液体食物，可能是食道癌的征兆。

4. **不明原因的消化不良**

   腹泻等消化问题一直无法解决。

5. **口腔有白斑**

   可能是口腔癌的前兆。

皮肤变化

新长出痣或痣变大都应检查。乳房皮肤发红、皮疹、肿块、外观改变、有分泌物都可能是乳腺癌的征兆，应立即就医。

异常出血

阴道或直肠出血，可能是子宫内膜癌或大肠癌的症状。尿液有血可能是发炎或膀胱癌、肾脏癌。

不明疼痛

腹部疼痛可能和胰腺癌有关。身体上任一部位有疼痛现象都需要做检查。

淋巴结肿大

人体约有数百个大小不一的淋巴结，也不是每个都能用触摸察觉，颈部、腋下和鼠蹊部的淋巴结算是人体比较好确认的部位，若发生肿大，则请尽快做检查，即便不是癌症也有可能是异常感染、过敏或全身性的疾病。

发烧

若不是感冒问题，有发烧现象则应就医。如果是癌症则可能是扩散的现象。

有可能是白血病、结肠癌、胃癌的早期症状。

需要检查肺部，检查是否为肺癌。

用体贴的心去理解病患生理与心理上的痛苦

如果癌症发现得早，肿瘤范围不大，则采取局部切除手术所带来的身心影响较小。若需要做放射治疗，则其带来的副作用可能包括疲劳、皮肤红肿，甚至是肠道或泌尿习惯发生改变。如果是采用化学药物治疗，则其副作用可能包括食欲不振、恶心、呕吐、腹泻、口腔溃疡、脱发、贫血或感染。这些都是相当不舒服的症状，需要给予药物来协助度过不舒服的阶段，也需要一些特别的营养补充及心理重建。

控制轻微疼痛、缓解症状的方法有许多，可以找寻适合自己的方法，如针灸、按摩都可以缓解疼痛。而在心理层面的影响上，焦虑、恐惧、压力等都会在病人身上出现，影响病人和家人的生活品质。可以借由家人、医护人员或支持团体给予协助度过身心不适的难关，或通过温水浴、打坐、瑜伽、按摩、呼吸放松缓解压力。

抗癌饮食怎么挑选

没有单一一种食物吃了以后，能让我们减少罹患癌症的风险，但有些饮食原则可以让我们更健康。像是多喝水可以保护膀胱，减少致癌物和膀胱内膜接触的时间，降低膀胱癌风险。每餐进食时注意动物性蛋白质不超过三分之一，尽量使用水煮、炖、蒸等烹调食物，避免油炸、烧烤、熏腊肉等容易增加罹患癌症风险的方式。吃各式各色蔬果。美国癌症协会建议每天食用红、黄、绿、紫、白等五色蔬果，许多蔬果都富含抗癌营养素，尤其是对大肠癌、食道癌和肾癌，煮过的番茄或番茄汁可降低前列腺癌的风险。

豆类可以保护身体细胞，减缓肿瘤生长。十字花科蔬菜，如花菜、甘蓝、白菜，可以帮助身体抵抗结肠癌、乳腺癌、肺癌和宫颈癌。紫色、红色的葡萄含有的白藜芦醇（Resveratrol），能抗氧化和抗炎。草莓、蓝莓可提升自身细胞对抗癌症的能力。

至于绿茶的抗癌功效，各家的说法不一致，可以参考看看。绿茶可以降低膀胱、胃、胰脏癌风险，缓和结肠癌、肝癌、乳腺癌和前列腺癌细胞的发展。

B 族维生素中的叶酸是一种很重要的维生素，尤其可以预防直肠癌及乳腺癌。鸡蛋、全麦制品、豆类、葵花籽和绿叶蔬菜、柳橙汁、草莓、西瓜都是很好的叶酸来源。另外，叶酸和类胡萝卜素可预防口腔癌、喉癌、胰腺癌、肺癌、皮肤癌、胃癌。最后，希望您所有的健康营养是来自于天然食材，而非从保健食品或药品获得。

健康女人爱自己

在癌症病患的照顾上，安宁缓和医疗是很重要的一环，能针对癌末病人给予连续性的照顾，重点在于改善身体痛苦症状，提升精神层面的品质，可以谈论你和家人的感受和爱，并且专业的医疗团队间会合作照顾病人、协助家属哀伤处理等。

维系体内"废水处理厂"
的正常运作——
泌尿系统问题篇

有进就有出，这是生物体内的动态平衡，体内
所吸收的多余水分会借由排泄将毒素与废物一
并代谢掉。但因为男女发育构造有别，所面临
的问题也南辕北辙，女性的泌尿系统一旦出了
问题，连带产生的状况就更为复杂，妇女同胞
一定要在日常生活中就做好保养。

5-1 女性真的比男性更容易得尿道炎与膀胱炎吗

人体就像个循环的工厂，我们通过进食与饮水摄取养分以及维持生命的所需，然后再通过排泄将多余的毒素与废物排放出去。但明明都是人，为什么女性同胞总是比男性更容易感染泌尿方面的疾病呢？

认识人体的废水处理工厂

女性体内的泌尿系统

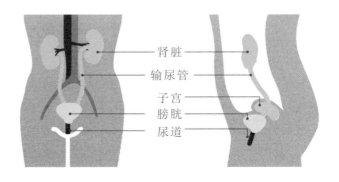

肾脏
输尿管
子宫
膀胱
尿道

人体的泌尿系统包含尿道、膀胱、输尿管、肾脏。尿路感染指的是人体的泌尿系统受到细菌感染，分上尿路感染及下尿路感染。下尿路感染的范围包含尿道、膀胱；上尿路感染是指细菌感染到肾脏，也称为急性肾盂肾炎。

下尿路感染时，如果主要症状是排尿疼痛、烧灼感，就是尿道炎；如果主要症状是血尿、下腹部疼痛、解尿困难等，就是膀胱炎。若是严重感染，则可能有腰部疼痛或尿液混浊或有异味的症状。

下尿路感染的细菌最常见的就是大肠杆菌，这是因为女性的尿道有2~3厘米，比男性要短得多，再加上尿道口非常接近肛门，所以粪便中的细菌就容易使女性感染。其他如葡萄球菌、变形杆菌也都有造成感染的可能。另外，从性行为传递而来的如披衣菌、霉浆菌在治疗上较为困难。

哪些族群容易会有尿路感染的问题

尿路感染其实男女都会发生，有以下情形的人应更注意一些日常保养。

膀胱神经受疾病影响

包括糖尿病，帕金森病、脊髓损伤、多发性硬化症等患者。

有泌尿系统疾病者
结石、肾盂肾炎，先天尿道、输尿管狭窄。

因疾病或其他因素行动不便
卒中或任何下半身不良于行的排尿困难、年纪大、长期卧床或长期装置导尿管患者。

更年期
更年期阶段女性激素减少，导致阴道、尿道黏膜脆弱易受细菌侵袭。

新婚蜜月期
这可能和性行为造成阴道口破损、感染，使细菌通往尿道口造成"蜜月性膀胱炎"。

怀孕
怀孕期间，激素变化及变大的子宫压在膀胱上，可能造成尿无法完全排空，尿液存留在膀胱内不容易排干净造成感染，有此现象可能会导致肾脏发炎，所以必须立即治疗。

先天体质影响
有的人因为天生体质的关系，比较容易会有尿路感染的问题发生。

尿路感染的避免或日常护理

男女性的尿道长短差异

男性尿道 女性尿道

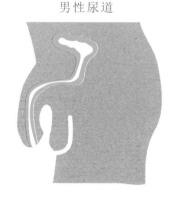 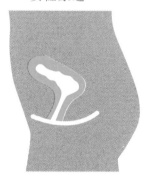

男性尿道较长，女性尿道较短，故女性较易感染。

有反复尿路感染问题的妇女到处看医生就是想断绝此问题，但总觉得很困难。女性尿道有 2~3 厘米，有些妇女通过尿路动力检查发现她本身的尿道又比其他女性短，仅有 1 厘米多，这样的女性更容易受到细菌感染。想预防感染或正在感染的妇女须特别注意以下注意事项。

立即就医

发现感染时须立刻就医，通过尿液检查确认感染后服用口服抗生素，一般情况下，服药 1~2 天后症状会有改善，此时千万不能停药，一定要确定用药，假如治疗不完全，反而容易造成慢性膀胱炎。

充分饮水

平日应养成喝水的习惯，若正在感染则须喝更多水，因为水可将细菌冲刷掉，平日喝水量每小时喝 100~150 毫升，当您正在感染时，每小时应喝 150~200 毫升的水分（或一天 2 000~3 000 毫升），补充水分与按时服用抗生素是一样重要的，患者所叙述的喝水量，大多是不足的，请大家参考上述的水量，请务必确定喝到这个量。

多上厕所

前面提及，饮水可以冲刷细菌，排尿则可让废物与细菌排出体外，正在感染时，请多喝水并多次排尿，建议每隔 1~2 小时排尿 1 次。另外性行为前，夫妻可以先清洗身体，女性可在性行为前大量喝水，在性行为前后排尿可预防膀胱发炎。

正确清洁

排尿后应由前往后擦拭，对于膀胱炎反复发作的妇女，可以试试排尿后，使用纯水、无香精、酒精成分的湿纸巾擦过，再用干卫生纸擦拭。

避免阴道干燥细菌感染

更年期前后若于性交过程中感到阴道干燥，可使用水溶性润滑剂，避免阴道破损有伤口。

采用淋浴或用专用清洁剂清洗私密部

结束劳累的一天，很多女生都会想要泡个舒服的澡让自己放松一下，但泡澡却容易让细菌入侵，所以还是建议使用淋浴代替盆浴，并尽量使用女性专用的阴道浴露清洗私密部位。

保持下体干爽通风

有些女生为了爱漂亮，想要展露曲线，喜欢穿着贴身的牛仔裤、丝袜或是丁字裤，但闷热的环境往往成为细菌滋生的温床，因此建议多穿着透气的棉质内裤，牛仔裤还是少穿为妙，更不要为了担心衣物变形或是为养裤而有不洗牛仔裤的坏习惯。护垫也好经常更换，上一次厕所或是两三小时就该换一片了。

有些妇女一年有超过 3 次尿路感染，我们可以尝试长期口服低剂量抗生素一段时间。有些妇女抱怨每次都在性交后发生尿路感染，实在找不出原因的话，我会建议性交当天吃些低剂量的抗生素，如果不想服药则请先生配合使用避孕套。如果您长期有尿路感染的问题，应到妇女泌尿科做进一步检查。

临床上遇到膀胱炎反复发作的妇女也是有的，而所谓的"反复"也是有特定的标准，指的是一年内有 3 次或半年内有 2 次的尿路感染问题，并且需要吃抗生素（消炎药）治疗。

5-2 尿频又找不出原因，可能是间质性膀胱炎

当自己因为长期尿频、自觉膀胱不舒服而就医，但明明看了很多医生，尿液检查却又都是正常，那可能就要当心是"间质性膀胱炎"找上门了！

时常跑厕所连带心情也会大受影响

间质性膀胱炎的患者一进诊间大多是愁容满面或焦躁不安的，因为她们来就诊的时候大多已经去过很多医院或看很久的医生，症状大多是尿频、尿急、膀胱疼痛，我曾经看过病人主诉腹胀、腹痛，看肠胃科一年，该做的胃镜、B超都做了，可以吃的药都吃了，还是不舒服，辗转到妇产科门诊做了膀胱镜才诊断出是间质性膀胱炎。还有病人一直以为自己膀胱不舒服是膀胱发炎，所以经年累月都是到药店买药吃，最后经过膀胱镜检查才诊断出是间质性膀胱炎。

间质性膀胱炎是膀胱慢性发炎，症状是排尿次数增加很多（24 小时排尿次数可能会超过 10 次，排尿量可能只有 100~200 毫升），还会有尿急感、漏尿、夜尿等或是出现肠道症状（肠躁症、腹部胀痛感）或骨盆腔疼痛、膀胱疼痛现象。大部分有此症的妇女，常常是感觉膀胱有一点点尿液，没有立刻将尿液排出时，膀胱有烧灼感或疼痛感，她们大多有种非解不可的感觉，心情上常常会呈现紧张、焦虑、压力或易怒等。

间质性膀胱炎是如何发生的

目前研究显示发生间质性膀胱炎的原因是膀胱壁表皮功能缺损，使尿液中的钾离子或是酸性物质刺激膀胱的感觉神经，进而产生膀胱纤维化，稍多的尿液使病人感到疼痛、无法忍受，所以产生尿频、尿急、膀胱疼痛等种种症状。

就医时，医生会做一次尿液检查，确认您的尿液未受细菌感染后，会利用膀胱镜检查膀胱，做膀胱镜检查时灌入生理盐水，将膀胱撑大后，观察膀胱是否产生出血现象，若膀胱有出血现象，则可称为间质性膀胱炎。间质性膀胱炎可以使用口服药物治疗、膀胱内灌注药物等，一直到膀胱壁被修护，症状才能被改善。目前经常使用的是玻尿酸灌注液，效果还算不错。

定期控制就能获得稳定改善

间质性膀胱炎是一种慢性病，目前的药物都只是症状治疗，大多数病人需要持续性的长期治疗。病人每每想到自己要长期往医院跑，不免忧虑起来。我经常鼓励她们，将间质性膀胱炎的治疗当作是定期的膀胱 SPA，或是来医院领个慢性处方签，况且它也不像高血压一样需要每天吃药，想想这些状况和他人比起来算是好太多了。

遇过有位 35 岁的病人，尚未治疗前，白天 1 小时排尿 1~2次（没看错噢），每晚要起床 6~8 次。她白天上班，晚上还有个上幼儿园的小朋友要照顾，为了应付每晚 8 次排尿，只能 9 点就上床睡觉。经过治疗后，夜间排尿次数从8 次降到 3 次以下，她非常开心地说："从来没睡那么饱过呢！"而且除了夜尿改善，白天的尿量竟然突破 100 毫升。她还说她过去只要吃 2 片橘子，大概要抱着马桶，现在她终于可以吃 2 个橘子了。听到这里不免为她心疼，每个人的症状不一，严重程度也不一，当然治疗效果也不尽相同，其实她这样的病情算严重的，进步的速度算快的，加上她充满乐观积极的心态，一定也帮助她的病情有所缓解。

间质性膀胱炎有可能会反复发作，除了专业治疗外，平时还需要减少刺激膀胱的饮食，如，酸性、辛辣食物，柑橘类水果，含酒精、咖啡因和人工甜味剂的食物等，妇女也需要做"凯格尔运动"来放松盆底肌肉。同时也应训练膀胱，延长排尿的间隔时间。

5-3 咳嗽、大笑就漏尿，这是膀胱无力吗

妇科门诊中不时会有患者前来求助因为咳嗽或大笑就漏尿的毛病，听到医生说出这是尿失禁都会吓得倒退三分，然后马上替自己辩解说："啊！医生你说得太严重了啦！我还没到失禁的程度啦！"但真是如此吗？

是不是尿失禁，谁说了算？

一般民众都以为只有重症病患，无法自行控制排尿，需要包着尿布的人才叫作尿失禁！其实不然，国际尿失禁协会（International Continence Society，ICS）将"尿失禁"定义为不自主漏尿且自己知道，并造成社交或卫生上困扰。不过，尿失禁（漏尿）有五种类型，妇女们先不要担心！分类说明如下，看看自己是不是属于下列几种之一就知道了。

第 1 类，应力性尿失禁

指身体用力、腹压增加所产生的不自主漏尿，所以当妇女告诉我她常于咳嗽、打喷嚏、快步走、大笑就漏尿，其实这就是常见典型的应力性尿失禁症状。尿失禁严重的妇女在搬重物，甚至是走下楼、从椅子上或床上起身、翻身等情形也会，这是最常见的一种漏尿形态。

应力性尿失禁的原因主要和盆底肌肉松弛和尿道括约肌闭锁功能不良有关。常见的原因可能和下列情况有关：生产数多、生产方式（使用真空吸引、产钳）、产道有三到四度裂伤、慢性咳嗽、肥胖、老化（更年前期即有症状）、需要久站的工作者（老师、美发师、餐饮业）、经常性抬重物（劳力工作者）、长期使用腹部力量，另外，便秘、曾接受根除性盆腔手术也可能使应力性尿失禁发生概率增加。

门诊就曾遇到一位病患主诉快步走就漏尿，当时看她漏尿的频率及漏尿量很严重，再加上她对盆底肌肉收缩始终找不到诀窍，所以，替她安排盆底肌复健；病患算是有耐心，复健约一年，虽然她对自己漏尿的频率及漏尿量逐渐改善有很大的满意度，但我觉得她的进步速度不够快，想询问她是否常常会做使腹压增加的事情，后来知道她是一位吹笛子的音乐老师，她除了在乐团表演还有许多学生要教，难怪！我们帮她一周训练 3 次，3 次共 90 分钟，而她大多数的时间都在"破坏"。后来便请她在吹笛子时，务

必同时做盆底肌肉收缩，以免腹压增加，导致她的骨盆肌
频受压迫，终于渐渐看到成效。

第2类，急迫性尿失禁

指突然产生强烈的尿液感并产生漏尿的情形，尤其是开水
龙头洗手、听到水声、洗菜洗到一半，甚至有人将钥匙插
入钥匙孔，尿就流下来了。病人可能还有尿频、尿急、夜
尿等问题。许多人因担心这种突如其来的漏尿，而产生
心理压力大、生活品质下降等问题，也会经常排尿或长期
带着护垫来避免尴尬的漏尿问题。急迫性尿失禁主要是膀
胱逼尿肌过动或过于敏感所造成的现象，此外，服用利尿
剂、饮用含咖啡因饮品等，也容易造成膀胱在短时间内充
满过多尿液而导致漏尿。

第3类，混合性尿失禁

这一类型的患者兼具压力性尿失禁和急迫性尿失禁，所以
这样的妇女咳嗽会漏尿，尿急也漏尿。

第4类，满溢性尿失禁

曾经有病人就诊时，说明自己会尿床，帮她安排一次"尿
路动力检查"，发现她的膀胱里有过多的余尿，超过可忍
受的范围（超过 100 毫升），而且重复几次都无法自行将
尿液排干净，病人并不知道她自己没有尿干净（有些人知
道，有些人不知道），所以导致她自己的膀胱已涨满，而
产生不自主漏尿，或在她身体移动时漏尿出来，常见于膀

胱无力收缩、骨盆脱垂、老年人、糖尿病控制不好者。

这类患者大多是因为身体功能或认知异常导致漏尿，如阿尔茨海默症（老人痴呆）、行动不良（来不及到厕所）等。

通过自行记录让医生更能对症下药

若有上述问题，则最好可以记录一份"喝水、排尿、漏尿日记"，此"日记"需记录完整 24 小时，包含白天和夜间，至少 3 天，重点如下。

1. 正确记录每次排尿的时间和量（需记录多少毫升）。
2. 正确记录每次饮水（含所有液体）的时间和量。
3. 记录漏尿的时间和量（如使用卫生棉，则可以记录漏尿量为：1 元硬币大小）。
4. 记录在何种状况下漏尿，如，活动（咳嗽、打喷嚏、大笑、跳绳）或尿急的情况下。

以上记录可使医生更容易判断您的尿失禁种类及治疗方向。当您就医时，医生会帮您做身体检查（如，盆底肌肉评估，子宫、膀胱、阴道、直肠评估等），医生可能也会替您安排尿路动力（或膀胱功能）检查，此项检查是将一根细小的导尿管放入膀胱里，检查膀胱的储尿、排尿功能与问题。

喝水、排尿、漏尿记录表（范例）

时间	饮水	排尿	漏尿量	情况
00:00	绿茶 500毫升			无
01:00	0毫升	300毫升		无
02:00	喝水 100毫升		护垫的 一半	看电视 大笑
↓ ↓ ↓				
23:00		200毫升	1元硬币 大小	咳嗽

各类型尿失禁的治疗方式

减肥

有些研究显示肥胖会加重应力性尿失禁的症状，如果可以减重三五千克，就都能减轻应力性尿失禁的症状。

凯格尔运动

它能训练盆底肌肉，使松弛的肌肉可以更强健，以使盆底肌肉有足够的力量支持膀胱、子宫和直肠，可减少或防止漏尿。在做"凯格尔运动"时，您可以想象尿道口或阴道口或肛门口收缩（类似关紧、锁紧的感觉），或是停住大、小便排出的感觉，缩紧后想象整个会阴部被吸进肚子里，练习时必须放松大腿、臀部、腹部肌肉，并且正常呼吸。

练习时分两组课程：第一组是盆底肌肉收缩起来后停留10秒钟，然后休息10秒（共做15次）；第二组是盆底肌肉收缩与放松快速交替做10次，然后休息10秒（共做15次）。当然各家医院建议次数与方式不一，您可以选择适合自己的方法，别忘了做就好。提醒您在发生漏尿的时机点之前，应先做好"凯格尔运动"，也就是说，咳嗽前先"关紧"尿道口后再咳嗽就能减少漏尿的情形。

"凯格尔运动"示意图

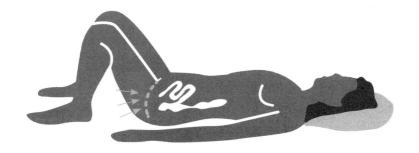

女性多做"凯格尔运动"锻炼骨盆肌肉，除了可预防尿路感染、骨盆脱垂外，还可训练阴道的紧实与弹性。

电刺激治疗

这是一种被动的"凯格尔运动"训练。在医院会将"阴道探头"置入阴道内,"阴道探头"电极产生电脉冲使盆底肌肉产生收缩,这个方法可以帮助您更了解"凯格尔运动"怎么做,同时也可帮助您减少尿失禁发生。

生物回馈治疗

这是一种主动的"凯格尔运动"训练。在医院会将"阴道探头"置入阴道内或将电极贴片(做心电图时贴在胸部上的贴纸)贴于肛门两边,您需要自行做"凯格尔运动",机器接收到您的肌肉收缩后可以换算成数字或某些信号让您了解您所做的"凯格尔运动"成效如何。

手术治疗

当保守治疗无法改善的应力性尿失禁时,您可以考虑做尿失禁手术。目前,尿失禁手术都是微创手术,伤口小、恢复快,尿失禁问题改善快于"凯格尔运动",满意度有八九成。但是,尿失禁手术主要针对应力性尿失禁病人,如果妇女是混合型尿失禁,即使手术了可能会觉得还漏尿,这是因为尿失禁手术主要针对应力性尿失禁有疗效,对于尿急漏尿的问题,需要用药物来做加强。

膀胱训练

这项方法是针对急迫型尿失禁的。当您想排尿时需等待5分钟后再去上厕所,隔了1~2周后,当您想排尿时,则将等待的时间延长至 10 分钟，依此类推，每周等待排尿时间需延长 5 分钟，直到您可以 3~4 小时上一次厕所。

有急迫性尿失禁的病人应该都经历过，突然尿急，想冲去厕所脱下裤子那一刹那，尿液也在以迅雷不及掩耳的速度滴下来。其实您可以试试看，正当您尿急时应该停下您身边活动，深呼吸，做"凯格尔运动"，"凯格尔运动"应维持 10 秒（或更久）收缩，等到尿急的感觉消退后再慢慢走向厕所。因为尿急时，膀胱压很高，尿液很容易被挤出来，这就像是手拿了一杯快满出来的水快步走及跑步，或是像含水量多的山区，遇上地震，要不漏尿实在困难。

药物治疗

有些药物可以改善急迫性尿失禁，但吃了药后，仍需配合做"凯格尔运动"与膀胱训练。

自我导尿

满溢型尿失禁可通过暂时定时"自我导尿"，如，早晚各导尿一次，多数能降低漏尿与尿频的次数并且能改善膀胱发炎的概率，最重要的是待膀胱休息一段时间后，膀胱几乎都能恢复正常功能。

家人或自己若有尿失禁，日常有什么要注意的

适量摄取水分

每日应有适当的水分摄取，不宜过少或刻意过多。每千克体重至少摄取 30 毫升的水分。若是夏天流汗量多，则需要再增加水分，每千克体重至少摄取 40~50 毫升。若水喝得不够多，则容易造成膀胱发炎及脱水现象；若水喝得太多太快，则容易造成急迫性尿失禁。

放慢喝水速度

避免牛饮造成膀胱的刺激，喝水速度太快形同泥石流一样，在短暂时间内下大量的雨水，容易造成泥石流。相同的，膀胱也承受不住短时间内大量的水分灌入所造成的刺激。

避免刺激性饮料

含酒精、咖啡因（咖啡、茶、可乐、巧克力）的饮料会刺激膀胱，会减少我们对膀胱的控制力。而碳酸饮料中的二氧化碳会刺激敏感的膀胱，造成尿频、尿失禁问题。

避免辛辣或太酸的刺激性食物

辛辣食物会刺激膀胱，有类似利尿剂的效果，所以您若有习惯食用则可能需要减少啰！柳橙汁、蔓越莓汁、葡萄汁等饮料，有较强的酸性，它们会刺激膀胱造成尿频及急迫性尿失禁。而大家常听到的蔓越莓汁只限于膀胱发炎时或

经常膀胱发炎的妇女饮用，它对尿频、漏尿并没有帮助。

留意服用药物

有些药物会使尿失禁症状加重，像是高血压药物（利尿剂）会快速增加尿量，造成漏尿。抗抑郁药、镇静药、镇静剂等药，可能减少膀胱收缩力或降低排尿意识（但此类药物有些是可以改善急迫性尿失禁）等。若服用上述药品，则千万不要自行停药，应告知医生您的情况，看看是否可以更换药物种类或调整药物服用时间，以减轻尿失禁的产生。

健康女人爱自己

"凯格尔运动"不只可以改善尿失禁患者的症状，还能起到阴道紧缩的效果，一般人练习也可以起到预防尿失禁的效果。建议平时就可以练习，不必等到漏尿严重时才想到要亡羊补牢，骨盆肌最好就从平时训练起。

私密部位外侧肿一个大包，发生什么事了

曾有患者来到门诊，一般人进到诊间会坐在椅子上，但这位女士就是不肯坐下来，问诊时只愿站着不愿坐下，原来是她的大阴唇处长了一个很痛很痛的脓包，检查后才发现她有巴氏腺囊肿，因为肿得太大，无法也不想坐在椅子上。

巴氏腺能做什么用，为什么会发炎呢

女性大阴唇左右两边深处各有一个巴氏腺体，腺体的出口在阴道两边，能分泌黏液润滑阴道入口，尤其在性行为兴奋时期分泌更加旺盛，有些妇女有巴氏腺炎却不会痛，只是摸到一个小肿块还以为是毛囊炎、长青春痘或疖子，直到巴氏腺出口阻塞，形成巴氏腺囊肿。

巴氏腺发炎会怎样呢

巴氏腺体受到细菌（淋病奈瑟菌、大肠杆菌）感染时会有红、肿、热、痛、脓肿现象，巴氏腺出口阻塞，黏液无法流出，会阴会肿到使人困难行走的地步。如果那位妇女及早就医，使用抗生素治疗可望痊愈。若药物压不下来，则脓肿变得越来越大，此时也只能切开、引流、抽吸，不过术后立即就能使这位妇女坐下。为了降低手术后感染的风险，请您暂停性交，直到伤口完全愈合。

有时巴氏腺导管，因为外阴部感染，先天巴氏腺导管就较狭窄，或者巴氏腺分泌的黏液过于黏稠等因素，被堵住不通，就会形成囊肿，一开始可能像青春痘，渐渐的这个囊肿会增大，这时就变成巴氏腺囊肿。若再加上化脓感染，则会形成脓包，这时就是巴氏腺脓肿。

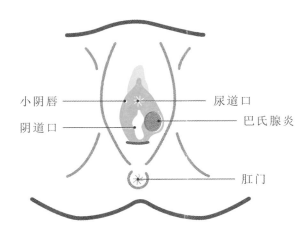

小阴唇 —————————— 尿道口

阴道口 —————————— 巴氏腺炎

肛门

轻微可用抗生素，或用小手术即可治疗

门诊上，巴氏腺囊肿大多发生在单侧外阴部。若囊肿小于
1厘米，不适感觉没那么严重，此时可以用抗生素治疗及
保持外阴部干爽。若囊肿越变越大，则会出现肿胀感，性
行为不适感，更严重到行走不便，就需要引流脓包加上袋
形缝合术治疗。这种方法简单，局部麻药即可，是属于门
诊小手术。术后疼痛感就减轻许多，走路也会变轻松噢！
如果巴氏腺脓肿已经很大，放着不处理，就可能造成发烧
及淋巴结肿大，全身性细菌感染的败血症，那就很危险了。

健康女人爱自己

若女性朋友有巴氏腺反复发炎的问题或是已届停经年
龄，则医生可能会建议你将整个巴氏腺取出，因为巴
氏腺发炎随着年龄的增加，还是有机会转变成癌症。

5-5 坐立难安的困扰，骨盆腔器官脱垂

步入更年期的妇女朋友，有三成至五成的比例，会受骨盆腔器官脱垂的影响，从轻微的无感，到觉得阴道受到压迫、自觉大小便解不干净，严重的会有某种东西掉出来的坠落感，这就是骨盆腔器官脱垂。

脱垂是怎么样发生的

骨盆腔内因骨盆腔肌膜松弛、子宫韧带或骨盆底肌肉松弛造成膀胱、子宫、阴道、直肠下垂或脱垂到阴道口外。骨盆腔器官脱垂可能是一个器官下垂，也可能合并两种器官下垂。它的症状有阴道内下坠感、疼痛、下背痛、便秘、反复膀胱发炎等现象。导致骨盆腔器官脱垂的原因主要可能是怀孕、分娩、老化、肥胖、癌症根治性手术、慢性肺部疾病、神经肌肉病变、经常性便秘、经常性站立、经常性抬重物等。

子宫脱垂的简意图示

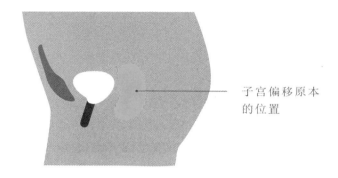

子宫偏移原本
的位置

常见的骨盆腔器官脱垂

子宫脱垂

一位婆婆来到我的门诊，请她坐下后，发现她的坐姿很奇怪，她坐在椅子边缘，身体稍往后倾斜，主诉下体不舒服，解小便需要用力。我请她上内诊台，尚不需要鸭嘴撑开阴道，就已经看到子宫掉到阴道口外，子宫外观已有多处破损的伤口，我帮她的子宫搽上优碘，再将子宫推入阴道内，但这么严重的脱垂下床走不到两步路就会再掉下来，这种子宫脱离原来位置的问题称为子宫脱垂。

有位妇女子宫脱垂合并尿失禁，她问子宫拿掉后是否不再漏尿，答案是不会因此而改善，可能更严重。因为子宫脱垂时可能挡住尿道的通道，等到子宫拿掉后，通道顺畅了，可能会漏得更严重。

脱垂的子宫若压迫膀胱，则会导致尿频，甚至是小便排出困难等。而且当子宫下垂严重时，大部分会将膀胱、阴道、直肠"拖下水"，甚至因为行走时，下垂的子宫和内裤摩擦，导致子宫破皮，连坐都很困难。

子宫脱垂分四期简表：

脱垂程度	特征
1 度子宫脱垂	子宫颈下垂到阴道。
2 度子宫脱垂	子宫颈下降到阴道口，但还在阴道内。
3 度子宫脱垂	子宫颈下降到是阴道外。
4 度子宫脱垂	整个子宫下降到阴道外。

膀胱脱垂

是指膀胱向阴道方向脱垂，严重时，妇女会摸到像气球般圆滑的物体，症状通常有下坠感、尿频、尿失禁、排尿困难等现象。

直肠脱垂

阴道口靠近肛门方向的直肠膨出，妇女洗澡时会摸到圆滑的物体，不太会有膀胱相关症状，严重的直肠脱垂可能影响排便。

及早发现，就能及早治疗

初期脱垂能借由"凯格尔运动"或盆底肌肉复健（尿失禁电刺激或盆底肌肉生物回馈治疗）来复原松弛的肌肉、脱垂的器官。脱垂一旦严重了，就只有开刀才能解决问题。子宫脱垂严重的病人，若已不再生育则可以考虑切除子宫。若妇女合并其他阴道、膀胱或直肠脱垂，则帮妇女一并处理，这种手术称为"骨盆重建手术"。目前，医生会使用"人工网膜"做脱垂手术，"人工网膜"可以加强修补脱垂，手术伤口小，但手术也有副作用及风险，如，感染、网膜侵蚀或排斥等，这些问题大多能在门诊处理。"骨盆重建手术"并非有百分之百的成功率，研究指出约有30%的人会复发骨盆器官脱垂的问题。

除了手术之外，还有什么治疗方式

一位60岁的妇女有严重的子宫脱垂问题，程度已达到需要手术解决的地步，但是她还要照顾家里的先生，所以她无法在此时手术。于是我拿子宫托给她看，告诉她子宫托可以帮助她下垂的器官回正，又可以使她排尿顺畅。她二话不说决定尝试看看。帮她找到合适的子宫托后，她非常开心地说："终于可以有正常的买菜活动及打牌社交了。"用了一年之后，她回来抱怨这个子宫托让她排尿不顺并且阴道有疼痛问题，我恭喜她，表示她骨盆底产生一些纤维化帮助她的子宫往上提高，所以需要戴小一号的子宫托了。其实在国外也有相同的案例，这让无法手术的病人有了第二个选择！

但并不是子宫托对所有人都有良好的结果。有的妇女装了几个月后阴道分泌物开始变多，给予塞剂治疗一段时间后，还是反复发生阴道分泌物增多的问题，我会建议她将子宫托取出一段时间，先治疗再装子宫托。

使用子宫托时有什么需要注意的地方

子宫托是用来支撑松弛的骨盆肌的有效工具，如，子宫、膀胱脱垂（膨出）和直肠脱垂（膨出）。有些款式还能改善压力性尿失禁的问题。子宫托有各种各样的款式，子宫托装置前，医生会通过一个完整的骨盆腔检查，并凭借经验帮您做出适当的选择（装置的尺寸及款式），但需要您试戴看看才知道是不是适合您个人，不是别人用什么尺寸，你也会用相同尺寸的。

害怕手术、不愿意手术或身体有一些慢性疾病会使手术风险增加的患者，可以考虑装置子宫托于阴道内，子宫托的功能就像是一个吸盘，它可以帮助下垂的骨盆腔器官回到原来的位置。这也是一种治疗，成功率为63％~86％，不过，个人需学习自行取出及置入阴道内，以及子宫托的清洁方式。有些款式的子宫托只需一个月取下一次，大部分款式则需要每天取下及装入，其实这些都不困难，如果不想手术，则建议使用子宫托（总比不理它好）！

目前，子宫托的材质为硅胶，有各种不同款式及尺寸，医护人员会协助您选用适当款式及尺寸。更年期后妇女初期使用子宫托最好能合并使用雌激素药膏（阴道式）1~3个月，因为更年期阴道较为脆弱容易受伤，使用雌激素药膏可以避免初期对子宫托放置不熟悉而导致阴道破皮受伤。

子宫托有副作用吗，哪些人不适合使用

装置子宫托常见的副作用包括阴道分泌物增加或发出臭味，须配合医生复诊检查您的阴道是否有溃疡、擦伤和肉芽组织等问题。医生也会协助您检查子宫托是否有开裂和变形的问题。

另外，阴道长度小于6厘米、阴道口宽度大于等于4指宽，曾经做过开过骨盆腔手术、子宫切除术的妇女，可能无法成功装置子宫托，装上去很容易掉下来，所以也不推荐使用。

健康女人爱自己

肥胖妇女可以试着减重，对脱垂可能会有一些改善。长期咳嗽的妇女，则要找出病因并积极治疗，也可以减轻腹压对骨盆腔的压迫。更年期后的病人也可尝试使用雌激素治疗。

帮你解答日常的
私密小疑惑

关于女性私密的护理问题，妇女朋友们多半沿袭了同性长辈的教导，或是听信了媒体与网络上的建议。对于这样的护理方式，其实自己偶尔会怀疑正确与否，却也不敢跟亲友分享，只有趁着不得不去妇产科看诊时才有机会问问医生。因此本章就来分享这些门诊中常会被问到的小问题，希望能帮助大家解答疑惑。

穿塑身衣是否可以改善腹围或子宫脱垂或尿失禁

穿塑身衣可以改善腹围吗？这是临床上许多妇女常问的问题，我想这是许多妇女的"美好想象"。为什么这样说呢？穿塑身衣只能改变腹围的外观，至于您想要有纤细的柳腰则要靠运动啰！穿塑身衣只是将一团肉"塞"进去罢了，否则女性穿胸罩以后，应该可以挺到八十岁吧！塑身衣穿得太紧，还会造成内脏器官受到压迫，造成血液循环变差，除非是经年累月穿好几年，才可能有机会塑形成功，但塑身靠多动少吃才是王道。

至于穿塑身衣是否改善子宫脱垂或尿失禁症状的问题，也是许多妇女会问到的问题。由于塑身衣会压迫腹部，这种压迫力就像是常常咳嗽、拿重物一样，穿了以后更容易使子宫脱垂或使应力性尿失禁更严重，所以请您还是乖乖地做"凯格尔运动"，训练盆底肌肉收缩。

私密部位真的需要使用市售专用清洗剂吗

若在 10 年前问我这个问题，则我的答案一定是不需要，并回答"只要使用清水洗就可以了"。现在再问我这个问题，我会鼓励某些妇女使用！为什么会有这样截然不同的答案呢？这是因为过去的妇女清洁用品选择不多，妇女阴道有任何不舒服，看到广告好像效果不错就买一罐来用，刚开始好像用得还不错，阴道的分泌物和痒的情形好像改善很多，一段时间后发现阴道问题又开始出现了，原来是因为这个清洁用品含有消炎药的成分，用了一段时间以后，连阴道内正常细菌也一并"铲除"，反而使阴道的正常免疫功能丧失了。

当然，如果您是正常健康的女性，首推还是以清水来清洗阴部，最不建议使用的清洁用品除含杀菌剂及消炎药成分外，还有肥皂和洗澡沐浴乳，因为这些产品呈碱性，会破坏女性正常酸碱平衡。市售专用阴部清洗剂，多数都能针对女性阴道 pH 值 3.5~4.5 来设计，使阴部维持弱酸性，弱酸性可以提升抵抗细菌的免疫能力并减少阴道及尿道感染的机会，所以天天使用一次，没有问题。

女性私密生理 pH 值变化多，青春期少女 pH 值 4.5、一般女性 pH 值 3.5、生理期或怀孕期女性 pH 值 5.0~7.0，更年期的女性 pH 值 6.0~7.5，受到细菌性感染的阴道炎、更年期的萎缩性阴道炎妇女的 pH 值往往高于 5.0~6.5。

现在市售的产品各具特性，有的是以天然柠檬酸为主，能有较大的酸度调节力，能平衡 pH 值及防护净味，各年龄段全时期均能适用；有的强调天然乳酸或天然益生菌的成分，以年龄段与特性做区分。女性朋友可以依需求与特性挑选弱酸性、可平衡 pH 值的产品，但一定要避免含有杀菌剂及消炎药成分的产品。

阴道有味道，真是讨厌，要怎么才能洗到里面？平时可喷香水吗

在医院听到病人跟我说她觉得阴道有味道，里面一定很脏，问我要怎么做才能洗到里面，接着叙述她平常是把手指伸进去像挖鼻孔一样挖一挖、洗一洗……我倒吸了一口气，哎呀！我的祖奶奶，可千万别这么做啊！

阴道内含有乳酸菌，乳酸菌将阴道的肝糖分解成乳酸，本来就会有些微味道，您总不会以为阴道应该闻起来有花香吧！况且，乳酸菌可以杀死其他细菌，一旦做了灌洗的动作，就得和乳酸菌说再见了。

有些病人会定期到医院来做阴道灌洗。灌洗过的妇女认为阴道灌洗后感觉更舒服也更干净。事实上，阴道灌洗只是暂时将分泌物冲洗掉，所以会觉得舒服，但不会因为这样做就能避免性病，应该说多数灌洗的害处远大于益处。灌洗后的阴道可能更容易产生阴道感染、盆腔炎、宫外孕及

宫颈癌（经常使用含化学清洁剂的刺激）的问题。

我们在医院帮病人做阴道灌洗，是使用优碘或生理食盐水，但是这种灌洗只能短暂改善症状，并非治本之道。治本之道是穿着棉质内裤、维持健康的身体（不熬夜、多喝水，多食蔬果，减少糖分）、注意会阴保养（使用清水和温和的清洁剂清洗）、有安全性行为（安全性伴侣、使用避孕套）等。

现在市面上有针对女性会阴部有分泌物异味或经血味时使用的喷雾、喷剂、粉雾，可以使身上的这些味道不被他人闻到。使用这些产品的女性可以说是立意良善、不想加害人的好女孩！不过，我看这些喷剂、粉剂最大的问题是香味及它们的化学成分（如酒精），我担心它们容易造成过敏性阴道炎，产生像是阴道分泌物、瘙痒、黏膜红肿等问题。如果您想使用看看，则需要注意这些问题，一旦发生上述症状就立即就医，不要再使用这些产品。

乳房与阴部色素沉着该怎么办

乳头、乳晕也是我们的皮肤之一，尤其从怀孕第三个月起，孕酮会使黑色素沉着。有女性朋友以为乳头颜色和性经验次数成正比，只能说对了一小部分。当开始有性行为时，脑垂体分泌性刺激激素黑色素，使乳头、乳晕和阴部变黑，乳头、乳晕会变大些，尤其在怀孕及哺乳期后影响最大。但其他很重要的影响因素是种族、遗传、年龄老化、激素水平等。

乳头、乳晕也是我们的皮肤之一，我们应该像对待我们脸上皮肤一样对待它。如同您会在脸上选择温和不刺激的清洁剂一样，如果您想要帮它们做点美容，您就选些温和去角质的产品为乳头、乳晕做一次去角质，或用化妆棉沾上保湿化妆水（乳液）帮它敷个"面膜"。不过，因为我们的重点在"美白"，我们东方人的乳头、乳晕的色素就是深的，想美白不容易，您可以试试效果不错的美白产品。如果是美白效果好的产品，则它的浓度自然比较高，所以容易刺激皮肤，建议在医生处方下使用！

阴部的皮肤颜色和种族、遗传、年龄老化、激素水平等有关，对它的保养是使用清水或专为阴部设计的清洁用品清洁，穿通风棉质内裤、减少不必要摩擦（紧身裤、丁字裤）、减少长期使用护垫以避免感染，以免造成黑色素沉淀。市售会阴部专用的美白产品浓度可能存在不足，可到皮肤科询问一些美白产品，将美白产品涂抹在鼠蹊、大腿内侧、腹股沟处减少老化角质的堆积。

常穿丁字裤是否容易造成阴部与泌尿道感染

丁字裤对女性的健康是否有不良影响，可从两方面来分析：一是材质，二是形状。丁字裤材质大多是化学纤维材质，透气性差，长期穿着容易导致发炎。另外一方面是它的形状，丁字裤覆盖会阴处的面积太少，若有细菌，则很容易"趁隙而入"而造成发炎。另外，丁字裤的移动性大，容易摩擦阴唇内的黏膜导致摩擦破皮，并且容易将肛门附近的细菌传到尿道及阴道，造成尿道炎和阴道炎。若摩擦到肛门周围，则使肛门血液循环变差，也会增加肛门发炎、出血现象。

如果真要穿丁字裤，则一定要注意，不要长期穿，一回家就换回棉质、宽松的内裤，让会阴处得到通风及休息，这样才能减少感染的机会。

市售丰胸饮品或成药（通乳丸）功效如何

市售丰胸产品，无论是口服药、中草药、乳霜等，多数都可能含有雌激素的成分。对医生来说，需要好的研究、正确的数据来支持产品是否有丰胸的疗效。最重要的是长期使用是否具有安全性。有乳腺癌家族史、子宫肌瘤的妇女最好不要使用丰胸产品，所以选择针对胸部运动较为可靠。如果届满成年，真的觉得有此需求，也可以选择隆乳，不过，隆乳也有手术、麻醉风险和它能维持的年限，需要与医生讨论评估。

建议各位为人父母者，家中有正值青春期的女儿，若期望她的曲线玲珑有致，则要均衡饮食，建立运动的良好习惯，促进身高与全方位的发育，这才是最正确的做法。

阴道紧缩凝胶（乳霜）对拯救私密处松弛是否有效

阴道松弛是许多男女生在意的问题，自觉阴道松弛的女性会担心因为性生活不愉快造成夫妻间感情失和，而阴道紧缩凝胶（乳霜）对私处松弛只能有短暂的功能。建议轻度的阴道松弛可以先做"凯格尔运动"来增加阴道弹性，只要有耐心，就一定可以让您的阴道变小变紧。如果您已到更年期，则可以和医生讨论使用更年期专用的阴道激素药膏。

如果努力一段时日还是不见效果，则可以考虑"阴道修补术"。"阴道修补术"在术后伤口会疼痛一段时间，也需要较长的恢复期。现在还有利用激光来改善阴道松弛的方式，它可以在短时间内获得阴道缩小的效果，甚至对膀胱及骨盆有轻微下垂松弛的问题，激光治疗也可以在短时间内使这些问题得到改善。但是此法需要定期治疗，而且所费不赀呢！

避孕药除了避孕以外还有其他功能？但听说有不少副作用，甚至是增加乳腺癌概率，这样我还要吃吗

是的，事实上有许多疾病都能使用避孕药来做妇科治疗或症状的改善，除最基本的避孕功能以外，还能减少子宫肌腺瘤的体积（也可改善痛经及月经过多）；降低盆腔炎、子宫肌瘤、卵巢囊肿、乳房纤维囊肿的发生率；降低宫外孕、卵巢癌、子宫内膜癌、大肠癌、多囊性卵巢的发生率，调整月经周期，减少青春痘。

近年来，医疗进步很多，避孕药所含的雌激素已降低不少，所以经医生评估后，服用避孕药的利大于弊，就连恶心感、乳房胀痛、体重增加、头痛、烦躁的副作用也较以往减少。当然其他重要的副作用的发生率也降低许多！

长期使用避孕药会有什么副作用呢？什么族群须小心服用

呢？因为现在的避孕药已减少雌激素，对患有静脉栓塞、卒中、心脏病、乳腺癌或有其风险者，危险性已经比过去降低。不过肥胖的人，较容易发生静脉栓塞或患有高血压又有抽烟习惯的妇女，这些妇女要使用避孕药应先和医生讨论，避免自行购买使用。至于乳腺癌是最麻烦也最受大家瞩目的问题，目前为止，多数的研究报告显示使用避孕药的妇女不见得会提高乳腺癌概率，但有些研究却表示患乳腺癌的风险会因此增加，所以使用前还是须和医生讨论。

大龄女子是否该保存卵子呢

女性的卵巢和卵子的品质会影响成功怀孕及生产的机会，大约在 35 岁以后，成功怀孕的概率就像溜滑梯一样，快速滑下来。但是现在年过 35，心思还在事业上，身心还没有准备好要结婚的女性很多。有些女性想要先将她的卵子留住，等到有适当机会的时候再怀孕，所以想要咨询保存卵子的可能性。这些年，使用液态氮来冷冻与储存卵子、精子、胚胎的技术已臻成熟，也有妇女因此成功怀孕生产，如果您还没"婚头"，则可以考虑先储存卵子。

除了晚婚女性以外，有些罹患癌症而需接受化疗、放疗的妇女，可能会因为治疗造成卵巢功能丧失，也可以根据自己的意愿选择保存卵子。但是您最好还是与生殖医学科医生讨论保存卵子的可行性和成功率，再决定是否执行。

阴道干燥怎么办

阴道干燥最常见于更年期的妇女，有阴道干痒、烧灼感，性交疼痛，甚至是更年期引起的子宫颈发炎，阴道看起来变薄、变红。

最常见的治疗方法是使用的激素药膏，这是一种外用的雌激素药膏，可直接挤入阴道内，阴道滋润效果不错，也可以改善性交疼痛的问题。研究显示，激素药膏同时也能保护膀胱，避免更年期所导致的尿频和漏尿，很少产生全身性反应。

所有的雌激素产品都可能有副作用，像是阴道出血、乳房胀痛。不过有些妇女可能不适合使用，如，患乳腺癌、子宫内膜癌等。

其他还有一些非传统雌激素口服锭，能避免传统雌激素对乳房及子宫内膜的副作用，也能改善热潮红、性欲减低、情绪低落的影响。还有"阴道凝胶"使用植物性类雌激素成分，也能减轻更年期阴道干燥的症状。

平时尽可能避免阴道灌洗、泡澡、使用香皂清洗会阴部。为了使性交更愉悦，诚心建议您购买一些水溶性的阴道保湿剂或阴道润滑剂来使用，千万不要虐待自己，好好地享受性爱吧。

西药伤身，吃中药调身体比较好

西药伤身还是中药伤身？我想，无论是中药还是西药只要用得对、用得巧就是好的治疗方法，西药的制作是根据药理理论，根据科学研究和实验，有其作用和副作用，不过西医的治疗有的是杀死细菌（抗生素）、去除病因（手术），有的是改善症状（感冒药），如，肌腺症导致经期时的腹痛，给予止痛药是改善症状，子宫切除是去除病因。疾病需要医生做正确的诊断，给予合理的药物剂量或合适的治疗方法，并且也要有适当的病人。不是所有心脏病的药都能适合每位病人，也不是所有心脏病的病人一定要每天吃药。

我在医院常听病人说，想借由中医调养身体，如，使子宫肌瘤变小、分泌物减少、排尿变顺畅，或是不孕者想借由中医调理达到怀孕目的。我认为治病的方法本来就是多元的，可以尝试不同治疗方法，由学习不同理论的医生治疗，只要能改善您的问题就都可以去看看。生病看医生、吃药，不一定是解决问题的唯一方法，重点是您一定要选择专业的合格医生才有保障。

合上本书
你的身体，是一切美好的开始